Regina Garcia Próspero

VIDAS RARAS

1ª edição

SÃO PAULO | 2021

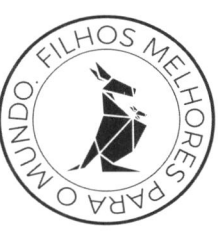

VIDAS RARAS
© **2021 by Regina Garcia Próspero**

DIREÇÃO GERAL: **Eduardo Ferrari**
COORDENAÇÃO EDITORIAL: **Ivana Moreira**
ASSISTÊNCIA EDITORIAL: **Letícia Helena Nunes**
CAPA, PROJETO GRÁFICO E DIAGRAMAÇÃO: **Estúdio EFe**
REVISÃO DE TEXTO: **Gabriela Kimura**
FOTOGRAFIA: **Acervo Vidas Raras**
BANCO DE IMAGENS: **Freepik Premium**

Dados Internacionais de Catalogação na Publicação (CIP)
(eDOC BRASIL, Belo Horizonte/MG)

P966v Próspero, Regina Garcia.
　　　　Vidas raras / Regina Garcia Próspero. – São Paulo, SP: Literare Books International, 2021.
　　　　14 x 21 cm

　　　　ISBN 978-65-5922-048-9

　　　　1. Literatura de não-ficção. 2. Doenças raras – Relatos. I. Título.
　　　　　　　　　　　　　　　　　　　　　　　　　　CDD 617

Elaborado por Maurício Amormino Júnior – CRB6/2422

Esta obra é uma coedição entre EFeditores e Literare Books International. Todos os direitos reservados. Não é permitida a reprodução total ou parcial desta obra, por quaisquer meios, sem a prévia autorização do autor.

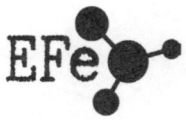

EFEDITORES
Rua Haddock Lobo, 180 Cerqueira César
01414-000 | São Paulo - SP
www.eduardoferrari.com.br
editores@eduardoferrari.com.br

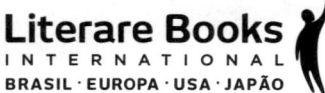

LITERARE BOOKS INTERNATIONAL
Rua Antônio Augusto Covello, 472
Vila Mariana | 01550-060 | São Paulo - SP
www.literarebooks.com.br
contato@literarebooks.com.br

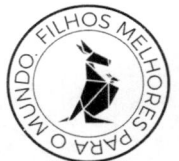

Esta obra integra o selo "Filhos Melhores para o Mundo", iniciativa conjunta de EFeditores e Literare Books International.

O texto deste livro segue as normas do Acordo Ortográfico da Língua Portuguesa.
1ª edição, 2021 | Printed in Brazil | Impresso no Brasil

Ao Niltinho,
Que me apresentou a maternidade atípica e me abriu o mundo dos Raros. Por quem eu lutarei em cada pessoa rara que eu encontrar até meu último suspiro.

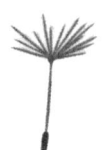

APRESENTAÇÃO

No dicionário, rara é a qualidade do que é incomum, extraordinário, invulgar. A definição cai como uma luva quando se conhece as histórias dos 14 personagens deste livro. Mulheres, homens, adolescentes, crianças. De lugares diferentes, com trajetórias diversas. Todos raros. Cada um raro a seu modo. Raros em si e integrantes de famílias raras. O que os conecta é serem acometidos por doenças incomuns. Condições médicas extraordinárias, que atingem menos de 10% dos quase oito bilhões de habitantes do planeta. Síndromes sem cura, para as quais a medicina, muitas vezes, oferece apenas tratamentos paliativos e medicamentos de alto custo.

Para esses pacientes e suas famílias, a velha máxima de viver um dia a cada vez é quase um mantra. Para o bem e para o mal. Crises acontecem sem avisar. Em contrapartida, 24 horas a mais podem significar também a descoberta de um remédio novo ou de uma terapia revolucionária.

A confiança no que reserva o futuro ilumina os dias do Padre Marlon Múcio, que tem uma doença que apenas outras 250 pessoas no mundo têm; ou da Mayara Ferraz Pierote, uma enfermeira que virou faz-tudo da filha Maria Clara, primeira brasileira a receber um tratamento inovador para outra síndrome rara.

No universo dos raros, há muitas mães extraordinárias. Como a Lucélia Storary, professora, dublê de chef de cozinha. Para driblar a doença do filho Heitor, faz até hambúrguer de berinjela. Ou a vendedora autônoma Daniele Nascimento, que aprendeu a dar injeção, apenas para medicar a filha Maria Eduarda.

E as mães que, de maneira invulgar, pegaram para si a bandeira das doenças raras? A jornalista Larissa Carvalho, embaixadora da campanha pelo teste do pezinho ampliado — que poderia ter detectado precocemente a raridade de seu caçula, Theo. A professora de educação física Andréia Apolônia criou um grupo para juntar famílias que têm deficiências, como sua filha Rafaela.

Nas redes, as doenças raras também encontram muitos porta-vozes. A jornalista Alessandra Dias, mãe da rara Lorena, faz de suas páginas um alento para quem precisa seguir com sua missão. Diretamente dos Estados Unidos, Munique Slongo escreve posts e crônicas sobre o que é ser cronicamente doente.

Haja fôlego para enfrentar tantas adversidades. É remédio que o governo não libera, diagnóstico que demora, desinformação entre os profissionais de saúde. A psicóloga Verônica Stasiak Bednarczuk de Oliveira tira do pulmão que lhe restou o ar para continuar na luta. O administrador de empresas Fábio Figueiredo de Almeida, por sua vez, ignora os prognósticos negativos sobre sua raridade e não abre mão de ajudar outras pessoas.

Entre os jovens, ser raro é apenas mais um obstáculo a superar na jornada de amadurecimento. Pietro Nave Inglese ainda está na escola, mas já dá aula quando se trata de lidar com o bullying. O jovem jornalista Pedro Martinez passou por isso e pode garantir: superou, fez amigos, virou cantor, compositor e escritor.

A assistente administrativa Angela Maria Dias Lima venceu os prognósticos pessimistas dos médicos sobre sua doença para se tornar mãe. Eu mesma sou instrumentadora, advogada e narradora dessas histórias, ultrapasssei o luto pela morte do meu primogênito, encarei de peito aberto a doença rara do meu filho do meio e ignorei conselhos de especialistas para ter um caçula, o único que veio ao mundo sem uma síndrome rara.

Por mais que seja clichê, a palavra superação casa à perfeição com as trajetórias dos raros. Não sou especialista em capacitismo, a manifestação do preconceito para com pessoas com deficiência ao pressupor que existe um padrão corporal ideal. E posso escorregar nesse debate. Mas o que quero aqui, sobretudo, é relatar fatos lindos que certamente podem inspirar e transformar vidas.

Regina Garcia Próspero

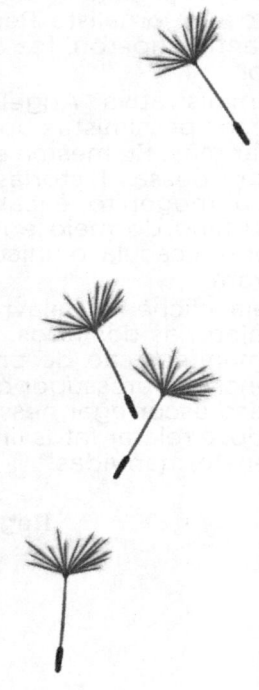

CAPÍTULO 1 - NILTINHO & DUDU

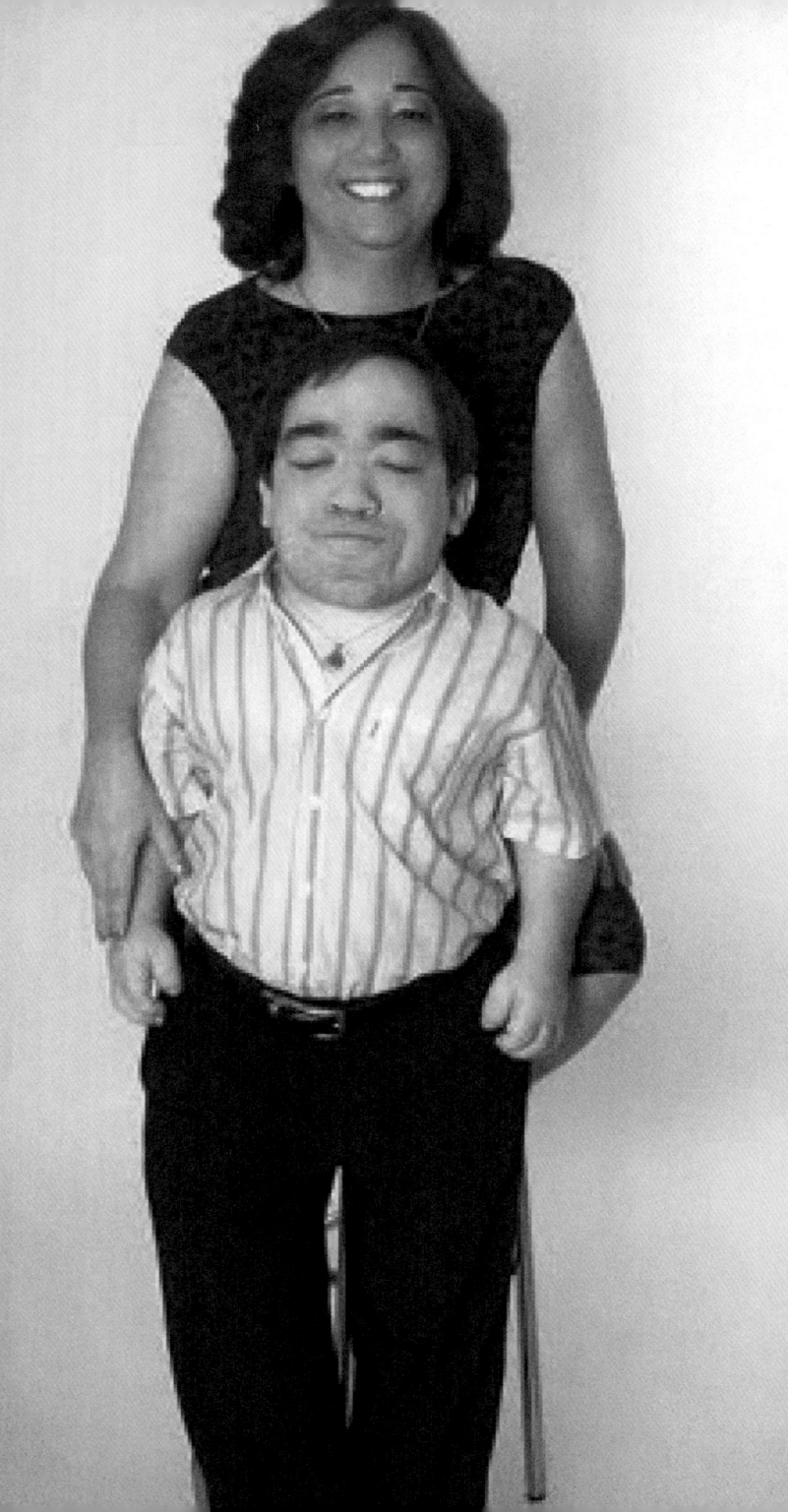

Sentada na sala de espera do ambulatório de genética onde eu levara o Niltinho, meu filho mais velho, eu já imaginava que a notícia que nos aguardava não era das melhores. Depois de meses de peregrinação por médicos, a única coisa que eu realmente queria era pôr fim àquela busca. Ou, simplesmente, saber se minha intuição estava certa.

Naquela tarde, com o meu bebê lindo no colo, tive a sensação de que faltava pouco para descobrir qual era o problema. Ou melhor, para que todo aquele sofrimento se tornasse um diagnóstico. Afinal de contas, o que afligia aquela criança que não parava de chorar e não se desenvolvia como as demais?

No ambulatório, em torno de uma mesa, havia uma junta médica, com uns 15 profissionais. Mostraram exames e deram uma explicação que não explicava quase nada. Era grave, gravíssimo, sem possibilidade de cura ou de tratamento. No máximo, conseguiríamos garantir ao Niltinho um mínimo de sobrevida com qualidade.

Eu escutava em um estranho estado de alheamento. Niltinho não falaria, não andaria, ficaria cego. Não passaria dos cinco anos de vida. Para além da pouca informação científica, ouvi um conselho. Uma frase que caiu como uma bomba. "Sugiro que vocês não tenham mais filhos", disse-me o doutor. "Eles podem nascer com a mesma condição."

Eu sabia que estava grávida. Para muitas pessoas, meu relato pode parecer um pesadelo. Uma história de terror. Na verdade, eu começava a viver ali uma história de amor. Pelo Niltinho — que, confirmando todos os prognósticos, morreu ainda na infância —, lógico. Mas também pelo Dudu, o filho que eu carregava no ventre e que tem o mesmo problema. E pelo caçula, o Leo, que ao contrário das previsões, nasceu sem a mucopolissacaridose.

Esse é o nome que eu ouvi naquela tarde longínqua e fiquei transtornada. As mucopolissacaridoses, ou MPS, são doenças provocadas por uma espécie de bug no nosso metabolismo que prejudica a produção de enzimas, substâncias fundamentais para a realização de muitos processos químicos no nosso corpo. Há sete tipos diferentes de MPS, de acordo com a enzima afetada.

Hoje, basta abrir uma ferramenta de pesquisa e as informações pulam na nossa frente. Em 1988, internet, computador e celular eram, praticamente, coisa de filme de ficção científica. Não dava para botar a palavra no Google e descobrir do que se tratava.

Hoje, lógico, não há apenas mais informação como mais redes para distribuir esse conteúdo. As MPS têm origem genética e hereditária. Na verdade, mais do que cuidar de minha família, sinto uma alegria muito grande quando converso com pais e mães de filhos raros. Eu sei o quanto é importante ter alguém que nos estende a mão quando o universo ao redor parece desabar. Mas essa vontade de ajudar não nasceu com o diagnóstico do Niltinho. Quando criança, eu queria ser médica — hoje, desconfio que, talvez, lá atrás, Deus já estivesse mexendo seus pauzinhos para me preparar para o que viria pela frente. Só que minhas condições familiares jamais me permitiram levar esse sonho adiante.

Sou filha de um policial militar com uma costureira. Os irmãos mais velhos do meu pai eram muito cultos e ele chegou a fazer formação para padre. Meus avós entenderam que, para garantir uma boa educação à prole, a única opção financeira era mandá-los para estudar com os padres.

Prestes a ser ordenado, desistiu da batina e trocou a vida de seminarista pela de PM. Ainda bem, porque, caso contrário, eu não estaria aqui para contar essa história. Eu sempre brincava com ele, porque, na farda, meu pai levava o nome de Sargento Garcia, como o personagem das histórias do Zorro.

O Sargento Garcia casou-se com minha mãe, dez anos mais nova, e, juntos, tiveram seis filhos. Sou a terceira da escadinha, a primeira garota. Cresci e, por fim, chegou a hora do vestibular. Apesar de todo meu empenho e de uma pontuação muito boa, não consegui passar para uma universidade pública.

Minha família não tinha condições de pagar uma faculdade particular. Passei um ano sem estudar e, ao fim do período, resolvi fazer um curso técnico de instrumentação cirúrgica. Quando me formei, já estava namorando o pai dos meus filhos.

Conheci o Nilton em 1982, em Itápolis, para onde havia ido morar após uma transferência do meu pai. Começamos a namorar dois anos depois e, em 1987, finalmente nos casamos. Nessa época, já estávamos de volta a São Paulo. Eu precisava ajudar nas despesas de casa e fui trabalhar na área administrativa de um grande banco. Um ano depois de casada, engravidei.

Entre seis e sete meses de gestação, voltamos a morar em Itápolis, porque Nilton conseguiu uma proposta de emprego lá. A família dele é muito conhecida e tradicional na cidade e isso me dava confiança para o parto. Minha gravidez foi atípica e conturbada. A partir da 32ª semana, o bebê começou a consumir o líquido amniótico e entrou em sofrimento.

Meu médico tentou segurar mais uma semana, mas não conseguiu. Niltinho nasceu prematuro, mas com peso e altura muito bons. Só que eu tive pré-eclâmpsia (hipertensão arterial específica da gravidez) e precisei ser sedada. Meu filho nasceu em uma sexta-feira e só consegui vê-lo no domingo — pelo menos é o pouco que guardei na memória.

Enquanto eu permanecia "fora do ar", algo acontecia com o Niltinho. Ele começou a apresentar cianose (coloração azul-arroxeada da pele) e apneia após o parto, como estava registrado no prontuário. Apesar de o pediatra não achar nada demais, meu irmão ficou desconfiado e avisou ao Nilton, que recorreu ao nosso ginecologista que, por acaso, é nosso padrinho de casamento.

Ele resolveu ir ao berçário do hospital e, lá, reparou que, vez ou outra, o Niltinho realmente parava de respirar. Problema: não havia UTI neonatal em Itápolis e por mais que as enfermeiras se dedicassem aos bebês, não poderiam passar o tempo todo vigiando meu filho.

Uma delas se aproximou do Nilton e falou: "Olha, pai, a gente não tem como ficar com esse bebê. Vou botar uma cadeira do lado da estufa. Quando ele parar de mexer aqui (apontou para o esterno, indicando o movimento da respiração entre as costelas) é porque não está respirando". E completou: "O senhor belisca o pé dele para voltar a respirar".

Não consigo sequer vislumbrar qual seria a minha reação se me coubesse essa tarefa. Não tenho dúvidas de que ficaria de prontidão para manter o Niltinho respirando, mas como um coração de mãe reage a esse tipo de notícia? Só que eu também estava lutando pela minha vida e o Nilton teve que assumir a missão sozinho.

Meu médico, porém, era docente no Hospital das Clínicas da Faculdade de Medicina de Ribeirão Preto e conseguiu uma vaga para ele lá. E lá se foram meu marido e meu filho, de ambulância. Vocês podem estar pensando: como ficou esse bebê, tão pequeno e já enfrentando tantas adversidades? Pois é, nos dez dias de internação, Niltinho nada teve.

Os médicos diziam que foi apenas um susto, que ele era prematuro e que não estava preparado para viver fora da barriga da mãe. Precisava aprender a mamar, a respirar, a dormir, a brincar... Bastava isso para ter uma vida normal. Finalmente, fomos para casa.

Esse "normal" não chegou. Niltinho chorava muito, principalmente à noite. Chorava, chorava até perder o fôlego. Tinha febre, tinha diarreia. Eu observava ele respirar e sentia um chiadinho. Engraçado, ainda na sala de parto, quando o vi pela primeira vez, ouvi esse mesmo chiadinho na respiração dele. Quando eu comentava com alguém, a resposta vinha pronta: "Ah, você estava muito dopada, sua pressão estava muito alta".

E eu aceitava a resposta porque, como já falei aqui, nas horas e nos dias que se sucederam ao parto, ficou tudo nublado para mim. Eu me lembro de estar na sala de parto na sexta-feira, de ver o Niltinho ali e de dizer para a enfermeira que minha cabeça doía muito. Ela mediu minha pressão e fez uma expressão que me assustou. Em outro flash, vejo o médico ao meu lado. Apaguei aí. Não tenho recordação alguma do sábado.

No domingo, alguém me falou que o Niltinho estava na estufa. Eu ainda não tinha consciência suficiente para saber o que realmente estava acontecendo. Tudo me parecia muito rápido e fragmentado. Engraçado é que esses pedacinhos de recordações criaram em mim uma espécie de sexto sentido para bebês. Muitas vezes, ao longo desses mais de 30 anos, eu olhei um recém-nascido e algo dessa memória pulverizada fez acender um sinal de alerta.

E esse alerta já estava na minha cabeça desde os primeiros dias do Niltinho. Mas as mães de primeira viagem costumam sofrer com o descrédito. Ok, muitas vezes, nós ficamos alarmadas com qualquer coisa, apenas por inexperiência no trato com bebês. Só que nem sempre é assim. Chamem como quiser: intuição, sexto sentido, excesso de zelo... Eu acredito que carregar outra vida na barriga, por meses, pode sim contribuir para estabelecer uma conexão única.

Eu sempre falava que havia algo errado. E todos me respondiam: ele não tem nada. Você está procurando pelo em ovo. Aqui, um parêntese: desde que comecei com o Vidas Raras, quantas mães se sentaram na minha frente e contaram que ouviram essa mesma frase? Que ela olhava o bebê, sentia algo diferente e lhe diziam para deixar de ser paranoica? Comigo também foi assim. Sempre tinha alguém para contestar minhas observações, me dizer que o menino estava evoluindo bem e que eu procurava doença porque, desde garota, eu gostava dessa coisa de ser médica e bláblá... Eu não estava errada.

Às vezes, sozinha com o Niltinho, olhava para ele e percebia algo estranho. Algo que eu não sabia explicar. Algo que não havia Google para pesquisar. Algo que eu não conseguia compartilhar com ninguém, porque, afinal de contas, era coisa da minha cabeça. Ninguém considerava que o fato de eu ter um sobrinho apenas oito dias mais velho que o Niltinho me permitia comparar o desenvolvimento das duas crianças e passar da suspeita à certeza de que havia algo errado com ele.

Aos poucos, fui buscando aqui e ali elementos para tentar separar meus sentimentos da observação científica, fruto da minha paixão por biologia e medicina; e da minha experiência com fisioterapia e instrumentação cirúrgica. Minha estranheza não vinha apenas da intuição. Só que até os médicos me mandavam parar de comparar meu filho com o meu sobrinho e repetiam que cada criança tem seu tempo.

No dia a dia, porém, o tempo do Niltinho também corria em outro ritmo. Eu botava ele sentado para pentear o cabelo — sempre estava muito cabeludo — e ele ficava curvadinho. Formava um caroço nas costas. Na consulta com o pediatra, eu mostrava que ele não segurava a cabeça, não sentava direito e tinha um calombo na coluna. O médico ria e dizia: "Mas melhorou da diarreia que estava na semana passada?

E da febre de outro dia?" Ficava tudo naquela conta da mãe que liga para o pediatra se o bebê faz cocô duro e também telefona quando ele faz cocô mole.

Tanto que insisti que consegui levar Niltinho em um pediatra de Ribeirão Preto, que era amigo do meu ginecologista. Na consulta, falei que o bebê rejeitava a papinha, não comia nada. Também mostrei o caroço na coluna. Meu marido riu e comentou que eu estava neurótica e não esquecia essa história. Disse ainda que eu ficava procurando doença no menino o dia inteiro. O médico, entretanto, explicou que ia pedir um raio-X, para tirar qualquer dúvida.

No dia do meu aniversário, 28 de abril de 1989, peguei o resultado. Dizia: "favor investigar mucopolissacaridose". A espinha do Niltinho era bífida e isso é uma das características da doença. Por incrível que pareça, esse primeiro cheiro de diagnóstico só foi possível porque o médico que fizera o laudo da radiografia, muitos anos antes, conhecera um paciente com a mesma condição.

Na hora, liguei para meu médico. Algumas tratativas depois, ele me pediu o registro da internação do Niltinho no Hospital das Clínicas e me avisou que marcaria uma consulta no ambulatório de genética. Em junho, chegamos lá. Tudo nesse dia é um pouco confuso para mim, porque fomos de consultório em consultório, marcando isso e aquilo. Só me lembro com clareza da cansativa viagem de volta, de ônibus, com um bebê de seis meses no colo.

Quando se reuniram para dar o parecer, era uma sala grande com uns 15 profissionais de saúde. Eu me lembro que uma delas estava grávida. E, na conversa, falava assim: "Ah, não pode ser Mucopolissacaridose", "Ele é muito bonito, mas olha a mãozinha dele", "Olha o narizinho dele". Eu encarei todo mundo e perguntei: "Vocês podem me dizer o que está acontecendo?" Alguém me respondeu que não adiantava descrever porque eu não iria entender. Fiquei furiosa. Afirmei que não era burra e que, se soubessem me explicar, eu entenderia.

Então, eles confirmaram a suspeita de mucopolissacaridose. São vários tipos e as sequelas estão relacionadas ao tipo de enzima afetada. Pelo que entendi na hora, crianças com MPS nascem normais, com as características físicas da família, e vão desenvolvendo o fenótipo da síndrome com o tempo. Pode ser em dias, meses, anos. Os médicos também explicaram que era uma doença autossômica recessiva (doenças genéticas determinadas por um único gene) e, para espanto deles, eu entendia tudo. Lembra da garota boa aluna de biologia, que sonhava em ser médica? Ela estava ali, de corpo presente, tentando encontrar uma luz no fim do túnel.

Esse conhecimento foi fundamental para eu ter serenidade na hora de contar para o Nilton. Não é fácil chegar para um pai e dizer: "Olha, seu filho não vai andar, nem falar. Vai ficar cego. No máximo, viverá 5 anos. E, atenção: não podemos mais engravidar. Se isso acontecer, temos 25% de chances de ter outro filho com MPS." Meu médico chamou-nos para conversar, mas, na minha cabeça, eu já processava as informações disponíveis. Só não sabia como resolver a questão da gravidez.

Minha menstruação é como um relógio. Atrasou, estou grávida. Uma semana depois do diagnóstico do Niltinho, começaram os enjoos. Dudu é um ano e seis meses mais novo do que o irmão. Do Léo, só engravidei oito anos e meio depois. Na época, o Dudu já estava diagnosticado e o Niltinho estava muito mal. A barra andava tão pesada que eu larguei minha casa e me refugiei com minha mãe. Estava fora de órbita, com duas crianças raras para cuidar. Sentada na varanda, fiz as contas e constatei que a menstruação atrasou três dias.

Falei para o Nilton que estava grávida. Ele reagiu mal e me perguntou: "E se acontecer de novo"? Respondi que, caso o bebê também tivesse MPS, seria nossa missão cuidar dele. A essa altura, apesar de exaurida, já não me abalava tanto a ideia de ter outro filho raro. De volta ao Niltinho, quando veio o diagnóstico e a explicação de que se tratava de uma doença genética e hereditária, os médicos me pediram para investigar na minha família e na família de meu marido.

Sempre digo que, nesse momento, apareceu uma pessoa muito especial na minha vida e, possivelmente, na vida de todos nós: minha prima Cristina. Infelizmente, ela já morreu, sem nunca ter sido diagnosticada, mas tenho quase certeza de que também se tratava de um caso de MPS.

Conversando com minha tia, ela contou que a Cristina era normal até os 3 anos. Aí, começou a involuir. Voltou a fazer xixi na calça, não compreendia comandos simples. Na adolescência, ficou evidente que tinha alguma deficiência intelectual. Só que a presença dela na família foi um aprendizado sobre como lidar com pessoas especiais. O amor, o carinho e a atenção que dedicamos a ela funcionou como uma espécie de cursinho para tocar a vida com o Niltinho e o Dudu.

Cristina está sempre em minhas orações. Lamento não ter podido ajudá-la mais, permitir que tivesse um diagnóstico e, quem sabe, algum tratamento que lhe permitisse viver mais ou de maneira mais plena. Cada vez que conheço uma pessoa rara, a memória dela me volta na hora. Difícil contar a minha história sem escapar do fio da meada. Os fatos vão se misturando às emoções e às lembranças...

Enfim, eu peguei o diagnóstico do Niltinho, contei para o Nilton e havia mais uma coisa urgente a fazer: conversar com meu médico sobre a gravidez. Quando cheguei ao consultório, podia ser apenas uma suspeita. Para eles, não para mim. Meu médico propôs fazer logo o teste, porque ainda estava com menos de três meses. "Se for para interferir na gravidez, temos que agir rápido", disse-me ele. A ficha caiu na hora, mas eu não ia tirar. De jeito algum. Meu médico argumentou muito. Disse que a doença do Niltinho era cruel, que a chance de o bebê ter era enorme, que um criaria um filho para morrer cedo. Não hesitei. Apenas respondi: podem esquecer essa ideia. Se ele tiver que nascer normal, assim será. Caso contrário, eu carregarei o peso que for por tê-los.

E lá fui eu enfrentar uma nova gravidez, enquanto cuidava de um filho raro. Meu médico, diante de minha decisão irrevogável de não interromper a gravidez, passou a me acompanhar com lupa. Monitorava minha saúde todos os dias. Foram quase nove meses muito tranquilos, mal senti o tempo passar, porque o Niltinho exigia muito. Dudu nasceu apenas uma semana antes do previsto, em uma segunda-feira de manhã. Aparentemente, tudo normal.

A caminho da sala de parto, pedi ao médico para fazer laqueadura, porque eu não podia tomar anticoncepcional nem usar DIU. Ele disse que jamais faria a cirurgia em uma mulher de 24 anos. Também conversamos sobre o Nilton fazer vasectomia. Ele negou mais uma vez. Alegou que ele era muito jovem e que, se nosso casamento não desse certo, ambos poderíamos querer constituir família com outras pessoas e não poderíamos.

Ou seja, sai da sala de parto com o Dudu nos braços e sabendo que precisava pensar em outro modo de evitar uma nova gravidez. Na madrugada de quarta-feira, dois dias após o parto, cerquei o médico no corredor e avisei que ia embora, para cuidar do Niltinho, que estava com febre.

Ele relutou, mas me liberou. Só explicou que o Dudu ficaria, para mais alguns exames. Já haviam observado que a coluna vertebral do bebê não era completamente formada. Concordei e prometi que voltaria mais tarde para pegar o caçula. Dito e feito: por volta das cinco e meia da tarde, voltei ao hospital e levei o Dudu para casa.

Nem passou pela minha cabeça que, algum dia, o Dudu poderia me questionar por ter sido abandonado na maternidade. Mas eu estava tentando cumprir uma jornada sobre-humana e enfrentando situações muito cruéis. Ao longo da gravidez, havia sido condenada por ter engravidado de novo e coisas do gênero. E eu respondia que não teria evitado, que a vida é assim. De algum modo, sentia que daria conta do que me aguardava. Talvez, por um preço alto.

Ao longo de quase nove anos, conseguimos evitar uma nova gravidez, com tabelinha e camisinha. Aí veio o susto: eu estava grávida de novo. O médico voltou a falar em aborto e, mais uma vez, eu disse não. Foi a pior gestação. Minha pressão subiu demais e precisei passar por uma cesariana de emergência, porque podia haver algum comprometimento cerebral.

O médico fez um alerta: não podia mais garantir a vida do Leo. E ele nasceu como um saquinho de pele e osso, com 1,2 quilos. Estava tudo pronto para coletar material e mandar a exame, mas meu marido não deixou. Disse que ia morrer se soubesse que era pai de outra criança com uma doença sem tratamento e sem cura. Que cuidaria dele em qualquer circunstância, como já fazia com o Niltinho e o Dudu. Pois é, podíamos ter um diagnóstico precoce. E abrimos mão.

Quando o Leo fez um aninho, a primeira médica que suspeitou de algo errado no Dudu olhou para ele e cravou: esse não tem a doença. Estava certa. Hoje é um rapaz, amoroso, apaixonado pelo irmão mais velho. Engraçado é que o Dudu puxou todo o meu jeito, enquanto o Leo é uma cópia fiel do pai.

Evidente que, algum tempo depois, fizemos os exames, para ter certeza. Até porque a história do Dudu era bem parecida. Ele nasceu bem e se desenvolveu normalmente. Em uma das consultas do Niltinho no ambulatório de Ribeirão Preto, levei o Dudu. O médico olhou e disse que estava tudo bem com ele, que iriam dar uma atenção diferenciada ao mais velho, por causa da doença genética rara.

Eu queria apenas uma solução para o fato de o Dudu ter uma má formação no pé, mas a necessidade do Niltinho era urgente. Estávamos nesse pé quando surgiu uma oportunidade de trabalho para o Nilton em São Paulo. Ficamos quase um ano entre as duas cidades. Quando nos organizamos financeiramente, o Niltinho estava com quase quatro anos e o Dudu com pouco mais de dois. Pedi para a equipe de Ribeirão Preto me ajudar a conseguir tratamento para meu mais velho em São Paulo.

Assim, fui acolhida no Instituto da Criança da USP. Cheguei com a cara, a coragem e uma cartinha explicando o caso. A médica me perguntou se eu tinha outros filhos e me pediu para levar o caçula, porque era praxe examinar também os irmãos. No dia 2 de setembro de 1992, eu entrei na sala com os dois meninos.

Ela me olhou e falou que Dudu também tinha MPS. Neguei o quanto pude. Lembrei que a saúde do caçula era muito melhor, que ele chorava menos, desenvolvia-se normalmente. Ela não vacilou no diagnóstico. Pediu um hemograma para ele e informou que me ligaria no dia seguinte, para confirmar o resultado. Dito e feito.

Começava aí uma nova etapa: saber qual era o tipo de MPS de cada um deles. Essa investigação poderia nos dar uma ideia de quanto viveria cada um e qual seria a condição deles. De cara, soube que havia muitas possibilidades de que eles chegassem à vida adulta, mas que o fim dessa doença costuma envolver muito sofrimento.

A médica me deu dois conselhos: fazer o máximo de esforço para garantir qualidade de vida e felicidade aos meus meninos e não engravidar de novo. Esse fantasma ainda continuaria a me rondar.

O que era mais dramático? Na época, acreditava-se que todas as MPS provocavam retardo mental. De maneira geral, essa regra caiu por terra com o avanço dos estudos sobre a doença. Na minha vida em particular, o Dudu desmentiu essa tese. Ele tem um QI acima do normal, formou-se em Direito e em Administração de Empresas e impressiona as pessoas com seu raciocínio rápido e lógico. Sempre foi muito estudioso.

Nem preciso dizer a quem puxou. Assim é o Dudu. Exigente consigo mesmo. Se não estiver perfeito, chora, esperneia, fica bravo. Quando tirava nota baixa na escola, sofria. E olha que não foi fácil. O Dudu ficou cego e precisei fazer faculdade com ele. Nós nos formamos juntos em Direito. E ai de mim se não estudasse para as provas. Ele me cobrava resultado.

Eu sentia um misto de orgulho e vergonha, por não estar dando um bom exemplo. Ao mesmo tempo, fazia uma retrospectiva de tudo que enfrentamos para chegar a esse ponto. Na verdade, o Dudu só foi tão longe porque, ainda na batalha pela vida do Niltinho, levamos muito tempo para conseguir uma informação preciosa: o tipo de MPS que acometera meus filhos. Foram cinco anos entre a punção óssea e a confirmação de que se trata do tipo Maroteaux-Lamy, que é uma MPS mais branda. Esse exame foi feito na Inglaterra, com o material genético daqui.

Os especialistas nos explicaram que nossos filhos poderiam viver até os 20 anos, muito mais do que havíamos imaginado. Pena que a notícia só chegou após a morte do Niltinho. Aos seis anos, seu corpo já havia sido muito exigido pela MPS.

Em uma consulta de rotina ao pediatra, constatou-se que a pressão dele estava muito alta e que seria necessário interná-lo. Alguns dias de UTI e meu primogênito não resistiu.

Ficamos devastados. E o futuro parecia sombrio. Na mesma época, Dudu perdeu a visão e a audição, apresentou dificuldade de locomoção e passou a sofrer com crises respiratórias. Era uma espécie de pesadelo revisitado.

Eu não parava de pesquisar na internet, de ir atrás de médicos e tratamentos alternativos. Mudava a dieta, fazia exercícios de fisioterapia, não deixava o Dudu ficar estagnado. Fomos vivendo do jeito que dava. Talvez, o Leo se ressinta de não ter desfrutado da mesma atenção, mas sei que ele vai nos perdoar por dedicar mais tempo ao Dudu.

Um dia, descobri que estavam testando um medicamento experimental em Porto Alegre. Passei um ano lá com o Dudu. E esse período foi decisivo para melhorar a vida dele. Eu sempre digo isso: a ciência não para. Cada dia que

17

conseguimos manter nossos raros, estamos dando a eles a chance de usar um remédio ou fazer um tratamento que, neste momento, algum cientista prepara por aí.

Algum tempo depois, em 2001, soubemos de um novo medicamento, desta vez nos Estados Unidos. O Dudu tinha 13 anos e sabia sua condição. De comum acordo, inscrevemos nosso filho nos testes. Havia poucas expectativas de melhora e os médicos já começavam a desconfiar que o fim dele também se aproximava. Ele também suspeitava que não viveria muito mais tempo.

Dudu foi aceito no teste. A corrida contra o relógio ganhava novo fôlego. E não é que funcionou? O medicamento permitiu que ele voltasse a ouvir e que pudesse se locomover com alguma independência.

Também aliviou as crises respiratórias, dando um descanso para a sobrecarga nos corações e no pulmão. Muitas conquistas. Dudu só não recuperou a visão. Se pesar em uma balança, os ganhos superam largamente as perdas. E essa condição mais favorável permanece até hoje, graças a uma terapia de reposição enzimática. Uma dose de vida, que ele toma uma vez por semana.

Com o Dudu inscrito no programa — e os primeiros resultados aparecendo — era a hora de compartilhar tudo que havíamos aprendido nos 15 anos de luta com uma doença rara. Eu e Nilton tínhamos feito uma rede de contatos, com outras famílias cujos filhos enfrentavam problemas médicos pouco conhecidos ou praticamente desconhecidos, e de difícil solução. Surgia assim a Associação Paulista de Mucopolissacaridoses, a primeira entidade da qual participei.

Lá atrás, nosso objetivo era pressionar o governo a incentivar pesquisas sobre a MPS no Brasil e, além disso, bancar os remédios, caríssimos até para milionários. Só para dar um exemplo: seguir o tratamento do Dudu custaria, em média, R$ 2 milhões por ano. Evidente que a maior parte da população não tem a menor condição de arcar com esses valores.

Nossa luta deu certo e, hoje, dezenas de crianças e jovens têm acesso ao tratamento, subsidiado pelo governo. O bom trabalho da associação chamou a atenção de outras famílias de filhos raros. Os pedidos de ajuda partiam de todos os estados e de pais e mães com crianças afetadas pelas mais variadas síndromes. Resultado: em 2016, passamos a nos denominar Instituto Vidas Raras.

Algumas dessas vidas raras estão aqui. Histórias de dor, tristeza, alegrias, superação, vitórias e derrotas. Histórias de vida. Histórias que me inspiram, diariamente, a levantar da cama e agradecer a Deus por ter me dado força para batalhar por Niltinho e Dudu. E por me permitir usar essa experiência para estender a mão a tantas outras mães, pais, crianças, jovens e adultos.

CAPÍTULO 2 - ALESSANDRA & LORENA

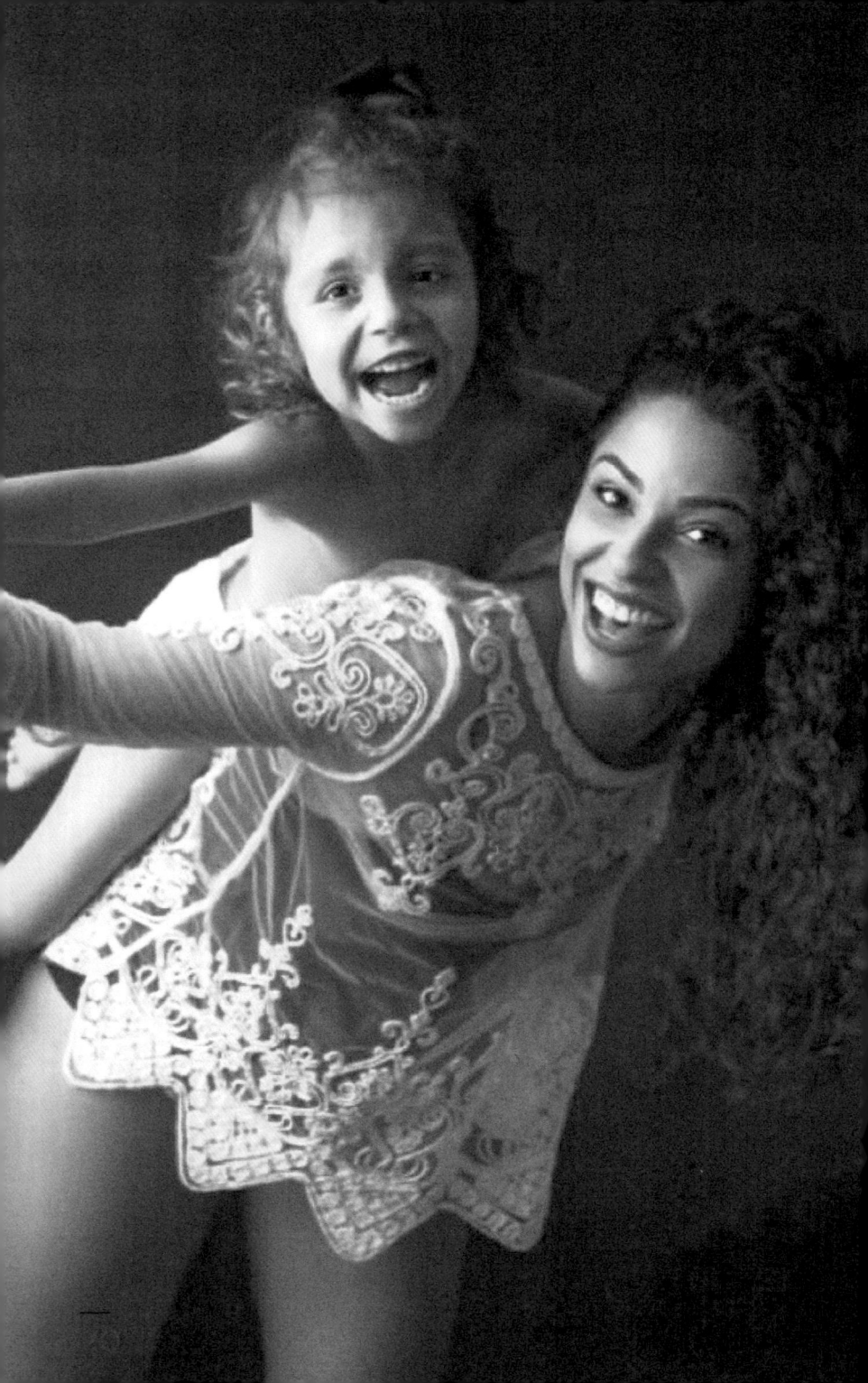

Quem ouve a jornalista Alessandra Dias, de 35 anos, explicar qual é a raridade de sua filha Lorena, de 7 anos, encanta-se com a delicadeza das palavras que ela usa. "Imagine que o cromossomo tem dois bracinhos. Se você quebra um pedacinho de um deles, faz falta, né?" Em termos científicos, perder esse pedacinho pode acarretar cinco tipos diferentes de doenças raras, cada uma com um grau de sintomas e sequelas. No caso de Lorena, trata-se da Síndrome do Cromossomo 18 em anel. Os acometidos tendem a apresentar baixa estatura, obesidade, microcefalia, deficiência mental e mãos pequenas com dedos finos. Apenas 1 em cada 1 milhão de bebês nasce com essa síndrome.

Uma continha rápida indica que, em todo o mundo, há cerca de 7.600 pessoas com o bracinho quebrado. Porém, a literatura médica registra apenas 80 casos, o que já permite especular a dificuldade do diagnóstico. Neste aspecto, Alessandra teve sorte: descobriu o problema da menina quando ela ainda era um bebê.

Será que a formação em jornalismo ajudou no diagnóstico precoce? Bem, vale a pena voltar um pouquinho no tempo para entender como, onde, quando e por que essa história começou. A gravidez de Lorena não foi planejada. Casada e fazendo uso ininterrupto de anticoncepcionais por quase 10 anos, Alessandra decidiu buscar uma oportunidade no mercado de trabalho antes de ter filhos.

Nada aparecia. Muitas entrevistas de emprego, muitos currículos enviados e ela continuava atuando em um setor fundamental para a economia, mas que, sabemos, é absurdamente desvalorizado: o trabalho doméstico. Embora cuidasse da casa e do marido, ela mesma considerava aquilo pouco e queria se sentir útil e necessária.

Assim, seguiam seus dias: frustrada com a falta de oportunidades e assoberbada pelas tarefas de dona de casa. Sua companhia mais frequente era Deus. Sim, com Ele, Alessandra tinha altos papos sobre o futuro, sobre missão de vida, sobre o que a aguardava em relação à profissão e à vida familiar. "Um dia, falei para ele: "Senhor, seja feita a sua vontade na minha vida", diz a jornalista.

A resposta veio na forma de Lorena. Alessandra acredita que as palavras têm poder. "Não pedi a Lorena como ela é. Pedi uma filha, em algum momento da vida. Não demorou nadinha", conta. Pois é. Dias depois dessa "conversinha franca", Alessandra teve uma consulta de rotina com seu médico. Ele perguntou se ela não pensava em engravidar. A jornalista respondeu que iria esperar mais um ano.

A jornalista curtiu o Ano Novo sem a menor preocupação. Quando chegou janeiro, voltou ao consultório, já trazendo uma novidade. Estava grávida. "Eu interpreto dessa forma: estava buscando um sentido para a minha vida. Queria um trabalho, não apareceu. Ganhei a Lorena. Uma missão para o resto dos meus dias", diz.

A gestação foi uma delícia. Muito tranquila e muito romantizada. Primeira neta dos dois lados, a bebê era muito esperada. Alessandra fez o pré-natal certinho e se preparou intensamente para a maternidade. Lia, estudava, baixava aplicativos. Sabia tudo sobre desenvolvimento fetal, sobre os primeiros cuidados, sobre as etapas do crescimento.

A clássica mãe de manual. A jornalista, meses antes de Lorena nascer, sabia tudo sobre as rotinas de um bebê: sono, amamentação, certo e errado, o que esperar com um dia, uma semana, um mês. Muito perfeccionista e pragmática, Alessandra estava pronta para dar aulas sobre qualquer assunto que se referisse a um recém-nascido.

Lógico que queria um parto normal. Com 39 semanas de gestação a bolsa se rompeu. Saiu de casa para o hospital com a maior tranquilidade. A gravidez passou sem uma ocorrência sequer. Lá, a plantonista a encaminhou para uma cesariana. Nada, porém, que fosse indicativo de problema com a bebê.

Lorena chorou ao nascer, como acontece com qualquer bebê. Não aquele choro estridente que parece ser marca registrada das salas de parto — na vida real e na ficção. Um chorinho discreto. Alessandra registrou a informação e ficou por isso mesmo.

Algum tempo depois, a enfermeira levou Lorena até a mãe. De pronto, a menina começou a mamar no peito. Dois dias depois, tiveram alta juntas. Agora, a família estava completa, com aquele anjinho. As visitas só sabem elogiar. "Levanta as mãos para os céus", "que bebê boazinha", "nem parece que tem um recém-nascido em casa" e por aí vai.

Acontece que, como diz o ditado, quando nasce um filho, nasce uma mãe. Aos olhos de Alessandra, Lorena era quietinha demais. Bebês choram de fome, pensava ela. Chora para dormir, chora com cólica.Uma visita ou outra ponderava: "agradece a Deus e não fica procurando problema". Influenciada pelos comentários, Alessandra chegou a acreditar que a filha era quietinha para compensar o fato de ela e o marido serem agitados demais.

Mas, não funcionou. Algo incomodava Alessandra, sem que ela conseguisse explicar. Nessas horas, a mãe saía de cena para dar lugar à jornalista. Ela escrutinava a bebê de alto a baixo, ficava horas prestando atenção em seu sono e em sua maneira de mamar.

Um pequeno detalhe chamou sua atenção. A amamentação seguia tranquila. Lorena sugava perfeitamente. Mas só segurava o peito com três dedinhos. O indicador ficava solto, como se não tivesse conectado ao corpo da bebê. Alessandra comentou com a mãe e com o marido que, como sempre acontece nesses casos, sugeriram que ela relaxasse.

Ela guardou a queixa para si.

Ficou quietinha até a consulta de cinco meses de Lorena. No consultório, a pediatra disse que a bebê estava muito quietinha, muito paradinha. Olha sempre para um lugar fixo, ela não interage com o ambiente, não demonstra curiosidade, não se incomoda quando você tira a roupa ou quando eu a examino. Alessandra concordou com ela e ali desabafou tudo que estava guardado. E foi além. Alessandra argumentou que, na crença popular, quando um bebê está olhando para um ponto fixo, é porque vê um anjinho. A médica rebateu. Perguntou se o anjinho mudava de lugar, para que a menina pudesse vê-lo em casa, no consultório... A jornalista precisou aceitar os fatos. A médica mandou Lorena para um neurologista. "Em se tratando de criança, prefiro pecar pelo excesso", justificou.

Alessandra desabou. Achou que era "médico de louco". Mas, não hesitou em prontamente agendar a consulta.

Poucos dias depois, o neurologista fez uma avaliação clínica. Considerou que Lorena era um pouco molinha para idade e que, por isso, não conseguia sustentar o tronco. Indicou fisioterapia para melhorar a hipotonia (a redução do tônus muscular e da força) e uma batelada de exames.

Agora essa: fisioterapia não é coisa para acidentado ou idoso? Claro que não. Muitas doenças raras afetam os músculos e levam os raros a precisar de exercícios. Quanto mais cedo começam, melhores são os resultados.

O fato é que, aos 6 meses de idade, Lorena iniciou sua fisioterapia neurológica. Os exames também foram feitos rapidamente, mas os resultados demoravam uma eternidade. Quase um mês após a coleta do sangue, a fisioterapeuta perguntou se havia resultados. Alessandra, que estava amamentando a bebê, pegou o celular e conferiu. Seis palavras saltaram aos olhos: Síndrome do Cromossomo 18 em anel.

Elas estavam impressas no rodapé da primeira página do exame de cariótipo, ou seja, na análise dos cromossomos em relação a sua quantidade e a sua estrutura. Alessandra sabia que aquilo não era normal, mas todo seu conhecimento do assunto ficou nas aulas de biologia do Ensino Médio.

Sem parar de amamentar, a jornalista, mais uma vez, assumiu o papel da mãe e começou a vasculhar o Google. No primeiro clique, um estudo de caso sobre uma menina de 6 anos com a mesma doença. As palavras pareciam pular do papel: "atraso neuropsicomotor", "comprometimento cognitivo", "convulsões", "orelhas baixas", "olhos afastados". Alessandra rejeitou a filha.

Tirou a menina do peito, olhou-a atentamente — conferindo as características físicas com as que acabara de ler na internet — levou até a berço e desandou a chorar. "Eu olhava minha filha no berço e pensava: quem é essa bebê estranha?".

Enquanto a menina dormia, a mãe examinava seu corpinho, buscando o ponto em que estaria o tal cromossomo 18 em anel.

"Na minha cabeça, era como virar a página de um livro e a história seguir", lembra a jornalista. Completamente perdida, ligou para uma amiga, que tem uma filha três meses mais velha, chamada Sofia. Sofia, por sinal, era uma espécie de referência para Alessandra. Cada avanço da bebê, ela contava os dias para ver Lorena fazendo a mesma coisa. Nunca foi igual. Em uma negação pré-inconsciente antes do diagnóstico, chegou a especular que sua filha passaria pelas mesmas etapas em mais tempo.

Por conta dessa comparação entre as meninas, às vezes, Alessandra dizia para Rodrigo que Lorena não gostava dela. A filha não reconhecia sua voz, não procurava sua mão, não dava um sorrisinho sequer. O marido respondia que era uma bobagem, que ela ainda era uma bebê e que ao crescer tudo entraria nos eixos.

Os exames apontaram em outra direção. Lorena tinha uma doença raríssima. Como explicá-la a avó materna da menina, uma mulher de 50 e poucos anos, criada na roça, em uma família com 14 filhos? Alessandra desconfiava que a mãe sequer sabia direito de que modo acontece a reprodução humana. Falar de DNA, cromossomo e similares pareceria coisa de outro mundo.

Não teve jeito. Enquanto a mãe lavava a louça, a jornalista explicou o pouco que sabia até ali. Juntas, choraram. Alessandra, então, ligou para o marido. Pediu a ele que fosse para casa. Pelos três dias seguintes, vagaram pelos cômodos como "almas penadas". Choravam sem parar. Não conseguiam digerir a notícia.

Na primeira noite, ela nem dormiu. Enquanto amamentava Lorena sem olhar para a bebê, revirava a internet em busca de informações. Se encontrava artigos em outros idiomas, jogava no tradutor e lia sem parar. Assim que amanheceu, acordou Rodrigo. Queria ir à pediatra.

A consulta foi um susto. A pediatra admitiu que jamais ouvira falar da síndrome e se comprometeu a pesquisar para ajudá-los. Idem, o neurologista, que recomendou buscaram um geneticista. Mais uma vez, a jornalista entrou em ação e Alessandra pediu socorro ao departamento de genética do Hospital das Clínicas de São Paulo.

Implorou tanto que conseguiu falar com a diretora do departamento. Soube que o HC tinha iniciado um estudo sobre a síndrome, mas, por falta de verba, estava suspenso. A médica, no entanto, perguntou onde moravam. Alessandra explicou que estava em Guarulhos. Recebeu a indicação para procurar uma especialista no cromossomo 18 que clinicava no Hospital Municipal da Criança e do Adolescente.

Ainda elaborando o luto do diagnóstico, a jornalista

pesquisou, pesquisou e localizou a médica. O encontro foi uma ducha de água fria. A especialista explicou que, no município, não tinha condições de evoluir com Lorena e sugeriu recorrerem a um geneticista conceituado. Até aí, só mais uma etapa para cumprir. A médica, porém, avisou que a doença da menina não era curta e não iria regredir. "Eu achava que alguém ia abrir minha filha, consertar o cromossomo 18 e vida normal", diz Alessandra. Naquela consulta, descobriu que não seria assim. No máximo, a família conseguiria melhorar a qualidade de vida de Lorena, com tratamento e medicação.

Na hora, um verso de "Vaca profana", canção de Caetano Veloso, passou por sua cabeça: "de perto, ninguém é normal". Chegara a hora da virada. Todo mundo tem limitações. Lorena teria as delas e caberia a família buscar os meios para que pudesse viver com amor, alegria e dignidade. Desde então, a família se dedica aos cuidados com a primogênita. Primogênita? Lorena tem duas irmãs. Isadora, de 3 anos; e Helena, de 1 ano.

Alessandra se vira para dar conta de duas meninas pequenas e uma criança rara. Lorena tem atraso psicomotor e desenvolvimento cognitivo incompatível com sua idade. Só andou com 3 anos e 1 mês e apenas verbaliza algumas palavras. Nada que a impeça, contudo, de participar dos divertidíssimos vídeos das meninas dançando, que a jornalista compartilha com os seguidores de sua página nas redes sociais.

Cuidar da mais velha é um trabalho de formiguinha, que envolve tempo e dinheiro. A menina se desenvolve "no tempo dela" e, o mais importante, nunca estacionou. Tampouco regrediu. Por sorte, Lorena não tem comorbidades, que lhe causem outros problemas de saúde. Seus déficits são todos relacionados ao cromossomo 18 em anel.

Pelas redes sociais, Alessandra fez contato com outras mães raras. Não foi simples. Nos meses que se seguiram ao diagnóstico, ela se recolheu das redes sociais. Não compartilhava a história de Lorena, deixava tudo nas entrelinhas. "Achava que, se não falasse, ninguém ia perceber", diz ela.

Até que uma amiga, influenciadora digital, sugeriu que ela deveria sim contar sua história. Se não, como conseguiria ajudar outras pessoas na mesma situação. Aos 5 anos de idade, Lorena se tornou garota propaganda do ativismo da mãe em prol das pessoas com doenças raras. "Diagnóstico não é sentença", afirma a jornalista. Na internet, ela escreve sobre a evolução da filha, sobre doenças raras em geral, sobre como buscar um diagnóstico e sobre o tratamento ideal. "Síndrome é um nome e uma referência. O segredo é o que a família faz com isso".

Em suas andanças por hospitais e consultórios, deparou-se, muitas vezes, com pais e mães que desconfiavam de algo errado com os filhos e não sabiam sequer a quem recorrer. "Nem todo mundo pode pagar 800 reais por uma consulta de geneticista", lembra Alessandra. "Essa é a igualdade que eu queria. Queria pegar toda mãe que não tem recursos e poder explicar os caminhos a seguir".

Políticas públicas também funcionam. Por isso, a jornalista defende o teste do pezinho ampliado. Não teria detectado a doença de Lorena, embora permita milhares de diagnósticos precoces e, por consequência, milhares de crianças sendo atendidas mais cedo. Isso permite, por exemplo, que os raros fiquem com menos sequelas e tenham mais qualidade de vida.

No Brasil, Alessandra já conheceu duas pessoas com a Síndrome do Cromossomo 18 em Anel. Dois meninos, Lucas e Pedro. Apesar de ter sido diagnosticado mais velho do que Lorena, Lucas apresenta um desenvolvimento mais rápido. Ele já frequentava a escola e, por causa dos desmaios frequentes, a direção sugeriu que sua mãe procurasse um neurologista. Por pouco, o garoto não foi medicado para hiperatividade. Sem falar que o tratavam como preguiçoso e desleixado.

Pedro, por sua vez, teve alguns comprometimentos mais severos no início de sua vida. Nasceu com cardiopatia. Atualmente, ainda não anda e não fala mas, se movimenta conforme suas condições. A mãe dele, Monica, foi uma luz na vida de Alessandra. Após conhecer a história do menino na internet, a jornalista ficou quase um ano tentando falar com ela. "Foi um bálsamo. Perguntei tudo que queria. Uma coisa é ouvir o médico. Outra é conversar com uma outra mãe, saber suas dificuldades, suas alegrias", conta Alessandra.

Da vivência no universo dos raros, ficou uma certeza: Alessandra aposta que há muitos "cromossomos 18" por aí, lutando contra a falta de diagnóstico, submetidos a tratamentos ineficientes, sofrendo com comorbidades. Por isso, uma das coisas que mais a incomoda é ouvir comentários sobre o fato de, atualmente, haver muito mais raros no mundo do que antigamente.

Um conceito ultrapassado e sem o menor fundamento. O que diferencia os nossos dias do tempo dos nossos avós é o fato de a ciência ter evoluído a ponto de descobrir novas doenças. E, claro, a decisão das famílias de não mais manter seus raros escondidos no armário. Pergunte a uma pessoa mais velha e, provavelmente, ela vai relatar vários casos de parentes com condições médicas nunca investigadas e, portanto, nunca tratadas.

"Alergia a lactose, alergia a glúten? Lógico que isso não é de agora. Só que as pessoas sofriam a vida toda, se entupindo de leite e de pão sem saber o que tinham", diz a jornalista. Acho que todo mundo acaba se lembrando de um parente, um vizinho, um colega de escola que pareciam ter algum problema, sobre o qual pairava um silêncio absoluto.

A mãe de Lorena também considera fora de propósito as pessoas que romantizam as doenças raras, como se paciente e suas famílias fossem seres especiais, escolhidos por alguma força divina para enfrentar a missão que lhes é oferecida. "Não é bom nem ruim. Faz parte da vida", afirma.

Se faz parte da vida, é preciso entender o problema para enfrentá-lo de frente. Quando precisa explicar a condição médica de Lorena, Alessandra recorre ao exemplo lúdico dos bracinhos do cromossomo, justamente o lugar em que fica depositado o material genético para o desenvolvimento de um ser humano. Na divisão celular, perder um pedaço do bracinho significa perder material importante para o desenvolvimento. Quanto maior for a perda, mais atraso ela provoca. E, a falta da parte, faz com que os dois bracinhos se unam, formando o anel. Detalhe: a síndrome de Lorena é no cromossomo 18, mas um indivíduo raro pode ter anel em até dois cromossomos, causando uma série de outros problemas.

Por muito tempo, a família tentou entender porque a menina nascera com a doença. Alessandra se perguntava onde havia errado, já que não bebia, fumava e fazia uso de drogas. "Eu quis resgatar na minha memória algo de ruim que pudesse ter feito", diz ela, que chegou a ouvir que a condição da filha "era castigo", já que ela e o marido iam pouco à igreja. "Chegar para uma mulher, que acabou de diagnosticar a filha, e dizer uma coisas dessas... Quem merece o castigo", observa a jornalista.

Só que, em vez de se apegar a crendices, ela e o marido apostaram na ciência. Fizeram mapeamento genético. Chance de ter outro filho com a síndrome? Praticamente zero. Mesmo assim, não planejavam a vinda de Isadora e Helena. Simplesmente aconteceu.

Por mais que a possibilidade fosse pequena, há sempre o risco. E o medo. No caso de Alessandra, havia ainda a lembrança recente da maneira como ela reagiu ao conhecer o diagnóstico de Lorena. Tomou para si a responsabilidade sobre a menina que só restou a Rodrigo a responsabilidade de prover. Considerava que ele cuidaria do sustento da casa e, a ela, caberia o papel da mãe leoa, 24 horas por dia à disposição da pequena.

"Achava que minha vida tinha acabado ali. Eu viveria em função da Lorena, trocando fralda e dando comida na boca", conta ela. Os exemplos que buscava para justificar seu pensamento eram todos trágicos. Pensava, por exemplo, em uma amiga de sua mãe que tinha uma filha em estado vegetativo. Cada um carrega a sua cruz e Alessandra só queria saber se a cruz que lhe cabia — e unicamente a ela — era de concreto, madeira ou isopor.

Uma reação incomum para alguém que, até aquele momento, jamais permitiu que a colocassem no lugar de vítima, apesar da infância e da adolescência com muitos altos e baixos. Alessandra foi buscar sua própria paz. Entendeu que o marido parecia distante porque ela agia como alguém autossuficiente. Precisava mandar embora a ideia de que era a única habilitada a cuidar de Lorena. Nas trocas com outras mães raras, encontrou casos mais graves e casos mais leves do que o de sua filha. Sem falar que ela precisava honrar a jornada de sua mãe.

E se tratando de mãe, a avó materna era pau para toda obra. Participava ativamente das rotinas domésticas na casa da jornalista para que ela pudesse se dedicar exclusivamente aos cuidados e tratamentos da neta. Quando Lorena estava perto de fazer dois anos, a mãe de Alessandra descobriu um câncer no ovário. "Ela dizia: "quero viver para ver a minha neta andar e falar". Quase conseguiu.

Às vésperas de sua morte, Lorena deu os primeiros passinhos. A avó acompanhou a proeza, no quarto do hospital, depois de Alessandra implorar aos médicos que deixassem a menina entrar. "Eu abri a porta e a Lorena entrou, andando como uma girafinha", conta a jornalista, sem segurar as lágrimas. "Minha mãe foi uma guerreira. Fez de mim a pessoa que sou". Parece incrível, mas enquanto orava pela vida da mãe e tomava pé da situação de Lorena, Alessandra realizou um sonho: trabalhar como jornalista. Conheceu uma moça na sala de espera do pediatra e foi indicada por ela para ser assessora de imprensa de um vereador. Fazia entrevistas, gravava para o canal do YouTube, enfim, finalmente era uma repórter.

"Eu estava naquela fase de achar que minha carreira tinha acabado. E veio essa notícia", conta Alessandra. Havia outro fator positivo. Precisaria desapegar da ideia de que ninguém cuidava tão bem de Lorena quanto ela. Botou a menina na escolinha e foi à luta. Apesar de tudo, foram tempos muito felizes. Alessandra se sentia uma mulher completa. Realizada como mãe, mulher e profissional. Nas eleições de 2016, o candidato não se reelegeu. E ela estava exausta, com o casamento em crise. Respirou fundo e deixou o trabalho. Queria cuidar de si. Cinco meses depois estava grávida de Isadora.

"Eu surtei. Não aceitei a gestação no início", recorda a jornalista. Familiares e amigos diziam que, talvez, um bebê viesse para recompensá-la de toda a luta com a mãe e com Lorena. Alessandra se convenceu. Teve Isadora e, depois, Helena. A caçula, inclusive, nasceu em casa. Ela garante que fechou a fábrica. "Sempre sonhei ser mãe de menina e, agora, tenho três em casa. Há muito que fazer por elas e muitas histórias para compartilhar".

CAPÍTULO 3 - ANDRÉA & RAFAELA

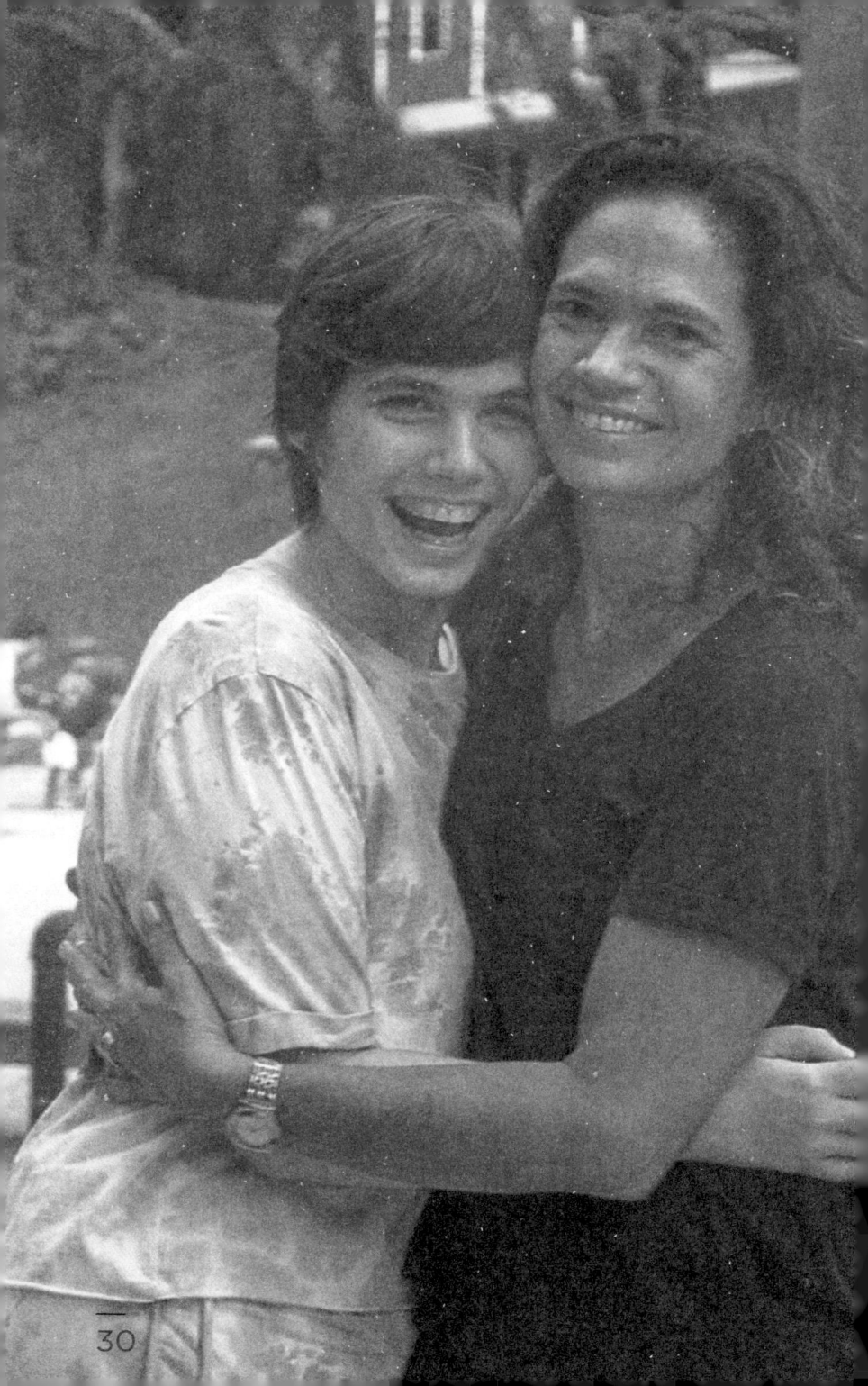

A professora de educação física e personal trainer Andréa, de 48 anos, foi mãe de manual. Gravidez saudável, sem intercorrências, parto com 39 semanas, filhota com Apgar 9/10 — para quem não sabe, é um teste que se faz no recém-nascido, para avaliar sua vitalidade — e lá se foi Rafaela, com 2,8 quilos de pura gostosura para casa. Na cabeceira da mamãe, então com 26 anos, reinava a bíblia da maternidade: "A vida do bebê", do médico Rinaldo de Lamare.

Um livro escrito em 1941, mas que gerações e gerações de mulheres leram para acompanhar o desenvolvimento de seus bebês, do nascimento até 2 anos de idade. Quem folheia a obra hoje, talvez considere que algumas informações estão ultrapassadas. Para Andréa, porém, havia muito a explorar. Como os tais marcos do desenvolvimento. Aos 3 meses, sustentar a cabeça. Entre o quinto e o sexto, sentar-se. Rafa não fazia nada daquilo.

Além da teoria, na prática Andréa encontrava uma fonte de aprendizado no sobrinho, que pareciam seguir como robozinhos tudo que a literatura prega sobre os pequenos. A vida da sua bebê não era como a do manual. A pediatra, no entanto, atestou que nada havia de diferente com Rafa. "Era uma frustração para mim, ela não conseguir cumprir as etapas do desenvolvimento", admite a professora. Até a pediatra pedia a Andréa para relaxar. E, repetindo aquele velho clichê da maternidade de primeira viagem, não faltaram os comentários de que ela estava exagerando, que era assim mesmo e todo o blábláblá que escutamos nos meses que se seguem ao nascimento do primogênito, seja ele raro ou não.

Quando Rafa estava com 5 meses, Andréa mudou de pediatra. Ouviu, então, a sugestão para que estimulasse a menina a levantar a cabeça. Nada complicado para uma professora de educação física. Agora, experimente dar essa dica para a mãe de um bebê. Duvido que ela vá aceitar passivamente. Andréa saiu da consulta determinada a procurar especialistas.

Também foi conhecer lugares que atendem pessoas com deficiência, como a tradicionalíssima Associação Brasileira Beneficente de Reabilitação (ABBR), no Rio de Janeiro. Xereta daqui, fuça dali, chegou a um neurologista. O especialista examinou aquela "bebê Jonhson" linda de 7 meses e deu o veredicto. Não via nada de errado na menina, mas, na dúvida, ia investigar.

Ufa, finalmente alguém ouvia o relato de Andréa e se dispunha a eliminar qualquer sombra no desenvolvimento de Rafa. A cada exame, a professora era tomada por uma onda de ansiedade e medo. Foi assim com a ressonância magnética de crânio, com a tomografia de crânio. Agora, Andréa já nem tratava mais como uma cisma de mãe iniciante. Tinha convicção de que o desenvolvimento de Rafa estava atrasado. A bebê era magrinha, molinha. Conversando com

31

os parentes mais velhos, ela buscava alguma causa em sua família ou na família de Mauro, seu marido. Nada. A gravidez também transcorreu sem problemas, com um pré-natal exemplar.

Em uma negação inconsciente, a professora acreditava que, com algum remédio ou vitamina, o problema seria resolvido "em um passe de mágica". Assim, Rafa chegou aos 9 meses. Até escalava o berço, mas não ficava em pé sozinha. Os exercícios da valente mamãe ajudavam muito a fortalecer os músculos da bebê. Não era suficiente.

Lá foram os pais da menina a uma especialista em desenvolvimento infantil super recomendada. A médica rastreou todo tipo de doença, fez exames de sangue variados, analisou o metabolismo de Rafa, enfim, usou todo o conhecimento científico disponível na pesquisa. Nada concreto.

A médica jogou a toalha. Avisou aos pais que sabia que Rafa tinha alguma coisa, mas não conseguiu chegar a uma conclusão. Andréa não desanimou e correu atrás de outros especialistas. O marido tentou acalmá-la. Argumentou que, independentemente do problema da bebê, ela continuaria sendo a filha que eles tanto amavam.

Para a professora, no entanto, não havia essa hipótese. Ela queria o diagnóstico para poder oferecer à filha a melhor qualidade de vida possível. Para conversar com outras famílias que enfrentavam a mesma situação e encontrar caminhos a seguir.

Um outro especialista propôs uma análise genética completa. Adivinhem o resultado? Nada. Rafa completou 1 ano e 7 meses sem cumprir uma das etapas do desenvolvimento de uma criança. Não dava tchau, não balbuciava. O livro de cabeceira se tornou uma referência de tudo que a menina deveria fazer e não fazia. Andréa repassava os primeiros meses de vida da filha sem parar. Tinha lembranças muito fortes do fato de a menina ter chorado 20 dias direto. Coisa normal de bebê. Às vezes, sofrem com cólicas; às vezes, não conseguem sugar o peito da maneira correta e sentem fome.

Acontece que a professora conseguiu resolver o problema. Em vez de botar a menina no peito, passou a tirar leite e oferecer em uma chuquinha. Rafa tomou tudo e dormiu como um anjinho. Andréa desconfiou que a causa do atraso no desenvolvimento da filha estava relacionada ao tônus muscular.

Em meio à maratona de exames e consultas que não levavam a caminho algum, eis que surge uma boa notícia. Com 1 ano e 8 meses, Rafa começou a andar. Festa em família. Algum tempo depois, o neurologista sugeriu que Andréa botasse a filha em uma escolinha, mesmo sem indício de diagnóstico.

A família concordou e continuou pesquisando. Acabaram

no Centro Internacional de Neurorreabilitação e Neurociências Sarah Kubitschek, um dos hospitais de referência para doenças raras no país. Os especialistas de lá sugeriram que Andréa também procurasse o Instituto Nacional de Saúde da Mulher, da Criança e do Adolescente Fernandes Figueira, ligado à Fiocruz. Nas trocas de informação entre as duas instituições, Rafa, então com 4 anos, recebeu um diagnóstico. Ela tem uma doença rara, que afeta um em cada 20 mil nascidos vivos. Não há cura para a Síndrome de Angelman, descrita pela primeira vez há pouco mais de meio século pelo neurologista inglês Harry Angelman. Trata-se de uma condição genética, de origem materna, causada pela alteração do cromossomo 15.

Assim que a condição médica de Rafa ganhou um nome, Andréa se debruçou sobre as informações disponíveis na internet para entender melhor o que aguardava a família. Deficiência intelectual, ausência de fala, hiperatividade, epilepsia. A síndrome também acentua características físicas. Pessoas com Angelman, em geral, tem olhos fundos, queixo proeminente, bochechas acentuadas, boca grande e tendem a deixar a língua entre os dentes, que são espaçados.

A Rafa é bem assim. E é linda. Ainda outro dia, fez um book de modelo, que a mãe coruja faz questão de divulgar em suas redes sociais. Dessa raridade, a jovem, hoje com 21 anos, também herdou o sorriso farto, a natureza alegre e afetuosa e a pele clarinha.

Em contrapartida, Rafa tem transtornos de sono, anda com certo desequilíbrio e não aprendeu a falar, ler ou escrever. "O diagnóstico foi um susto e um alívio ao mesmo tempo", conta Andréa. Compreensível. Quatro anos em busca de uma resposta esgotam física e emocionalmente qualquer um. Também passei por isso e sei o quanto nos consome a empreitada de descobrir a condição médica de um filho.

Acontece que diagnóstico é ponto de partida e não linha de chegada. A família respirou fundo e partiu para organizar a vida de Rafa. Sessões de fonoaudiologia, de fisioterapia, de terapia ocupacional. A missão era estimular ao máximo o desenvolvimento da garota. Em outra frente, fez contato com outros parentes e pessoas com deficiências, para trocar informações e experiências. Esse compartilhamento permitiu a Andréa botar os pensamentos em ordem e iniciar sua nova jornada.

Havia muito a fazer. Para início de conversa, onde Rafa poderia estudar? Pessoas com deficiência costumam encarar muitos desafios na hora de ir para a escola. A Lei Brasileira de Inclusão da Pessoa com Deficiência, também conhecida como Estatuto da Pessoa com Deficiência, sancionada em 2015, abriu muitas portas, mas, antes disso, nem sempre se conseguia um colégio com facilidade. "Eu ia na direção e só voltava a me ajoelhar para implorar por uma vaga", diz Andréa. Rafa nunca estudou em escola regular. As justificativas dariam um livro à parte. Falta de pessoal capacitado, ambiente não adequado e o fato de não haver, na época, uma proposta de educação inclusiva.

Tantos pretextos que, para pôr fim a essa odisseia, a família optou por uma solução híbrida. Rafa ficava parte do dia em uma clínica pedagógica, com atendimento multidisciplinar, e parte do dia em uma escola municipal. A rede pública se mostrou mais acolhedora do que a particular.

Quando Rafa estava com 9 anos, seus pais resolveram se separar. O fim do casamento aconteceu de forma tranquila e os dois seguiram seus caminhos. Mas ele divide toda a responsabilidade pela criação da menina. É um pai presente, para felicidade geral. "A vida não é fácil para ninguém. Eu não estava feliz no casamento e, apesar de saber que seria uma barra, arrisquei. Ficamos todos bem", diz Andréa.

Quem tem filhos raros aprende a viver um dia de cada vez. No momento em que o problema surge, você vai lá e resolve. Andréa queria espalhar por aí tudo que estava aprendendo e, quem sabe, atingir não apenas as famílias raras, mas, principalmente, as pessoas comuns.

Em 2011, Andréa conheceu o diretor Yuri Amorim. Do encontro, surgiu o documentário "Um dia especial", que retrata o cotidiano de pessoas com deficiência e de seus familiares. No filme, Andréa e Rafa aparecem em um momento banal do dia a dia de qualquer brasileiro: a ida ao supermercado. A professora escolheu justamente essa tarefa porque é a mais difícil de fazer com a filha. Pessoas como Angelman têm hiperatividade e mantê-los concentrados durante as compras é um desafio.

"No dia da gravação, a Rafa ficou lá, linda e loura, e parecia que eu tinha exagerado", diverte-se Andréa. O documentário ganhou três prêmios no Festival Assim Vivemos — Festival Internacional de Filmes sobre Deficiência, que aconteceu no Centro Cultural Banco do Brasil (CCBB) no Rio. Também foi exibido por todo o país e recebeu um convite para um evento no Japão. Andréa esteve em Tóquio, contando sua história.

Novos capítulos vão sendo escritos a cada instante. Para diagnosticar Rafa, Andréa teve que fazer das tripas coração. Hoje, já há um exame que aponta a síndrome de Angelman precocemente. Como em todas as doenças raras, quanto mais cedo, maiores as chances de se iniciar o tratamento ou a medicação e garantir uma melhor qualidade de vida à pessoa com deficiência.

A professora chegou a cogitar ser mãe novamente. Considerava que um irmão ou irmã seria um estímulo para Rafa se desenvolver e, no futuro, poderia ajudá-la com os cuidados com a garota.

Comentou a ideia com a analista. Bastou uma pergunta para Andréa entender que estava errada. A terapeuta quis saber se a professora queria o segundo filho para ter uma experiência diferente de maternidade ou se para ter um auxílio com Rafa. A resposta era evidente. "Sou muito realizada com a Rafa. Nossa comunicação vai muito além das palavras", diz Andréa, que nunca parou de trabalhar por causa dos cuidados com a menina. Mais do que isso: fez pós quando a menina estava com 3 anos e mestrado quando Rafa tinha 9.

Andréa reconhece que sua família é mesmo rara. A rede de apoio de Rafaela sempre contou com sua mãe e sua sogra, além dela e do, hoje, ex-marido. Quando conversa com outros pais e mães, a professora faz questão de plantar a semente do autocuidado. "Você precisa estar muito bem consigo mesmo para cuidar de alguém", afirma. Por isso, mesmo precisando matar um leão por dia, Andréa encontra tempo para manter sua vida profissional e sua vida amorosa em ordem. Ela tem um namorado, com quem viajou para a Itália antes da pandemia. Rafa acompanhou o casal.

A viagem foi uma aventura. Para dar conta de tantas atividades, Andréa conta, em casa, com uma ajudante. Na Europa, eram só os três. Rafa, do mesmo modo que a maioria das pessoas com Angelman, precisa de ajuda para tudo: comer, vestir-se, tomar banho. Sem falar em como distrair uma criança agitada no longo voo. Se valeu a pena? Sem a menor dúvida. Rafa adora bater perna.

Pena que o coronavírus e a necessidade de isolamento social tenham bagunçado tanto a rotina da mocinha. Em tempos normais, por conta da guarda compartilhada, Rafa fica segunda, quarta e sexta-feira com a mãe; e terça e quinta-feira com o pai. Os fins de semana são alternados. Ela também passa três horas na escola. "A terapia mais importante se chama rua. A Rafa vai à praia, vai à piscina, viaja, anda de ônibus e de metrô como qualquer jovem. Nunca escondemos ou excluímos nossa filha de qualquer programa", diz Andréa, explicando um pouco a filosofia que ela e o ex-marido adotaram na criação da menina.

Parece bem resolvido. Só não evita o preconceito. Andréa já passou por situações que prefere nem recordar. Sempre teve a mesma postura: ao perceber que alguém olhava com estranheza para Rafa, sentava-se ao lado da pessoa e conversava, fosse uma criança, fosse um adulto. "Se eu, como mãe, não trabalhasse a inclusão dela, quem ia fazer isso?", indaga. Andréa, por sua vez, já tinha alguma experiência com pessoas com deficiências antes do nascimento da filha. Isso só reforçava sua certeza de que não deixaria a menina trancada em casa, por mais complicado que fosse dar a ela uma vida convencional.

Não pensem que é simples. A doença de Rafa a torna totalmente dependente. Ela não pode ficar sozinha em casa, por exemplo. Para pegar no sono, depende de remédios. Já houve épocas em que ela tomava 22 comprimidos diferentes para manter sua saúde estável. Andréa se rebelou. Mudou de neurologista e, hoje, a garota toma apenas quatro. Entre eles, um anticoncepcional. Aos 14 anos, Rafa menstruou pela primeira vez. Andréa não fazia a menor ideia do que as mudanças hormonais da adolescência provocariam na filha. Levou um choque.

"O comportamento dela mudou tanto que eu busquei terapia. Ela ficou muito rebelde", diz Andréa. Não é assim com todo adolescente? Rafa chorava muito, recusava-se a usar roupas e sapatos, batia de frente com a mãe. "Eu vestia a blusa, ela tirava. Botava a calça, ela jogava longe". O agravante? Entender o que a menina estava sentindo, porque ela não fala. Haja paciência, carinho e compreensão para superar. Ao longo desse período, Andréa se sentia muito sozinha, já que o humor de sua parceira de vida não ajudava. Resolveu, então, criar uma rede de apoio. Assim, nasceu o Grupo Juntos. Pais, mães, avós, irmãos, com um interesse em comum: proporcionar a socialização de seus filhos.

O compartilhamento de informações permitiu criar uma programação para as pessoas com deficiência. Shopping, passeios, cinema, teatro, competições esportivas. De repente, as crianças que jamais eram convidadas para as festinhas da escola, passaram a ter um grupo próprio de amigos. E não apenas as pessoas com Angelman, mas jovens com todos os tipos de doenças e deficiências. Em vez de segregados, ficavam juntos e misturados. "O grupo foi muito importante para mim", diz Andréa, que comemorou os 18 anos de Rafa com uma discoteca para os amigos do Juntos.

A visibilidade do grupo levou Andréa a ser convidada a fazer um blog, batizado de Tô Dentro, no Jornal O Globo, com postagens sobre inclusão, diversidade, doenças raras e outros assuntos pertinentes a esse universo. Ela também esteve em programas de televisão e deu palestras sobre o tema, tanto para empresas quanto para entidades e escolas. Sempre leva Rafa e sempre fala do Juntos.

As páginas do grupo — @juntosgrupobr no Facebook e @juntos_grupo no Instagram — têm a missão de divulgar iniciativas de inclusão, políticas públicas, boas práticas, enfim, tudo que se refere às necessidades e às experiências das pessoas com deficiências Andréa conta com outras quatro mães para tocar as atividades na internet. Duas, além dela, são mães de pessoas com deficiências. Uma tem filho no transtorno do espectro autista e, a outra, uma criança com Síndrome de Down. "A gente tem uma pauta em comum: levar a bandeira da inclusão para todos os lugares", conta Andréa. "Essa é uma causa que precisa ser de responsabilidade da sociedade e não apenas das famílias", afirma a professora.

Rafa, que adora posar para fotos, é uma espécie de garota-propaganda do ativismo do Juntos. Sempre que chegam em algum lugar para falar da causa, a menina, literalmente, veste a camisa do grupo. Também está sempre nos vídeos, demonstrando sua alegria de participar. Andréa considera a filha a verdadeira fundadora da entidade. Sem a Rafa, nada disso teria acontecido.

Essa história de idas e vindas, de sorrisos e lágrimas, de conquistas e derrotas ganhou um personagem inesperado. Rafa está namorando. O eleito se chama Charles Eduardo e é um ano mais novo do que ela. Chá Chá tem a Síndrome do X frágil, uma doença genética e hereditária, que afeta um em cada dois mil meninos e que causa deficiência mental e distúrbios do comportamento.

Eis um assunto complicadíssimo para pais de filhos raros: a sexualidade. Nem a doença de Rafa nem a de Chá Chá afetam as funções sexuais. O problema é que eles não sabem como lidar com suas emoções. Muitas vezes, sequer conseguem entender o que está se passando com eles.

Os dois se conheceram por intermédio das mães, que, de tanto elogiar uma o filho da outra, resolveram bancar o cupido. Andréa e Rosaline sempre marcavam programas juntas, para trocar ideias sobre as respectivas doenças raras. Os garotos iam junto e desenvolveram um carinho todo especial. Rafa fica agitada quando a mãe avisa que ela vai se encontrar com Chá Chá. "Eles se gostam da maneira que se gostam. Hoje, têm um comportamento infantil, mas isso pode mudar. Fico preocupada, mas vou acompanhando e vendo como posso administrar a situação", diz a professora. "É uma conexão linda de amor e carinho". Quem tem um raro em casa, em geral, hesita em falar do futuro. Ainda mais quando se trata de alguém totalmente dependente. Andréa costuma dizer que mãe de filho com deficiência não pode adoecer. "Morrer, nem pensar", diz, tentando segurar as lágrimas.

Aos 18 anos, a professora precisou interditar judicialmente a filha. Rafa não tem a menor ideia do que é ser responsável legalmente por seus atos. Mesmo reconhecendo que não deveria pensar nisso, Andréa julga que ninguém cuida tão bem da garota quanto ela. Por isso, pensar em deixá-la é seu maior pesadelo.

Qual seria a alternativa? Andréa conheceu uma experiência pioneira de moradia assistida. Três moças com deficiências vivem juntas, na companhia de cuidadoras, que se revezam 24 horas por dia. No caso de Rafa, seria necessário um acompanhamento exclusivo, porque a garota quase não tem coordenação motora fina, o que a impede, por exemplo, de mexer em um celular sozinha.

A professora também sonha com avanços da ciência que resultem na produção de novas drogas. Por enquanto, nada se mostrou eficaz na redução dos danos provocados pela Síndrome de Angelman. Mesmo que surja um remédio mágico, será difícil recuperar o desenvolvimento perdido. Desde que

Rafa nasceu, a vida de Andréa já passou por dezenas de reviravoltas. Sua formação profissional permitiu que a filha, apesar das limitações, apresentasse um desenvolvimento maior do que a média das pessoas com a mesma condição. Vez ou outra, a professora se culpa por não ter feito mais. Se pudesse voltar no tempo, há um episódio que ela agiria diferente. Quando Rafa estava com 2 anos e meio, ela teve uma convulsão. Em termos médicos, foi um episódio de ausência. Andréa percebeu e falou com o marido, que saiu para a rua descalço, entrou com a menina em um táxi e correu para uma emergência. Nem plano de saúde a família tinha. Olhando em retrospectiva, a professora analisa que esse fato deveria ter detonado uma busca mais intensa até o diagnóstico. Ainda se passariam mais dois anos até a descoberta da Síndrome de Angelman. Nessa época, Rafa já demonstrava que algo estava errado com ela da mesma forma que faz hoje: mordendo a mão. Andréa, porém, buscava uma resposta, que viesse, de preferência, com uma solução mágica. O tempo, infelizmente, não anda para trás.

E, com tantas frentes de batalha, sobra pouco tempo para remoer mágoas ou arrependimentos. É preciso manter uma rotina de consultas e exames, observar se os remédios estão provocando efeitos colaterais, lidar com as mudanças de comportamento, com a instabilidade emocional e a dificuldade para dormir. Uma lista interminável que, não raras vezes, ganha itens extras e quase desumanos. Experimente lidar com um plano de saúde — e nem precisa ser mãe de um filho raro. Rafa precisava de uma cirurgia dentária. Sem anestesia geral, impossível. O plano não autorizou. Andréa partiu para a briga. Levou Rafa à central de atendimento do plano.

A hiperatividade da menina deixou todo mundo arrepiado. Andréa saiu de lá com a autorização. A dentista, no entanto, estava de licença-maternidade. Todos os exames que Rafa fez para poder ser submetida a anestesia geral perderam a validade. A professora foi para o segundo round. Derrotou o adversário por exaustão. "Nessas situações, você tem que inventar", afirma Andréa. "As pessoas nem pensam no outro antes de dizer um não". Quem aprendeu a fazer do limão uma caipirinha saborosa, dá a receita. "O primeiro ensinamento é aceitar o filho raro, amá-lo e tentar levar a vida da melhor forma possível".

CAPÍTULO 4 - ANGELA

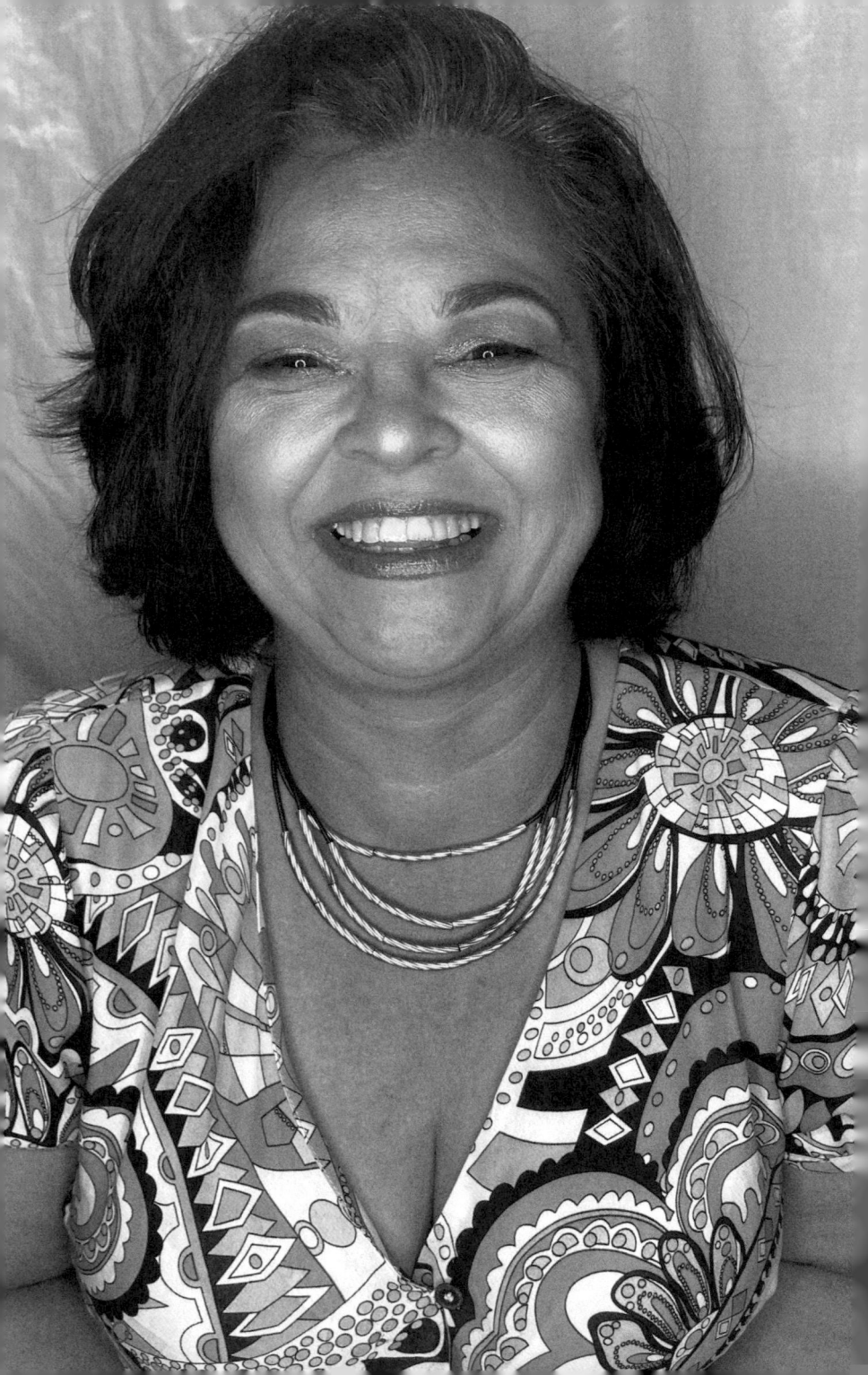

A assistente administrativa Angela Maria Dias, de 57 anos, costuma dizer que está viva graças a um milagre. Aos 24, em menos de 24 horas, ela passou de uma singela dor de estômago, com um diagnóstico inicial de pancreatite, para uma cirurgia de emergência e uma internação na UTI. Os médicos recomendaram à sua família que rezasse. As orações, porém, pareciam não dar conta, porque, pouco tempo depois, Angela precisou de uma transfusão e não havia sangue do tipo dela disponível. O risco de rejeição pairou por dias sob sua cabeça.

Lógico que ela não se lembra de nada disso. Suas memórias ficam fragmentadas a partir do momento em que ela entrou na cirurgia. Até ali, era um dia normal. Angela chegou ao trabalho e, no mais para o fim do expediente, sentiu-se mal. Tinha muitas dores de estômago. Bebeu leite, bebeu água e nada. Em seguida, enjoo e vômitos. Pediu ajuda a uma conhecida, que morava ao lado do escritório De lá, ligou para o irmão de Angela.

Preocupado, ele resolveu procurar socorro. Angela tinha plano de saúde e foi com o irmão para uma emergência. Lá, foi tudo muito rápido. Do pronto-socorro passou direto para o centro cirúrgico. Uma operação de barriga aberta, como se diz. Quando visualizaram os órgãos internos, os médicos levaram um susto. O pâncreas estava inflamado. Foi retirado e higienizado.

Dali, Angela seguiu direto para a UTI. Após uma semana, os médicos mandaram chamar os pais e avisaram que havia pouco a fazer. Se tinham alguma fé, que rezassem. E, assim, a família iniciou a corrente de orações. A jovem começou a melhorar e pôde ser instalada em um quarto. Cabe aqui lembrar que esta parte da história de Angela se passa nos anos 1990. A Aids explodira no mundo todo. Transfusões de sangue estavam na mira dos profissionais de saúde, já que haviam se tornado uma das fontes de transmissão da doença. Angela perdeu muito sangue na cirurgia. Precisava, com urgência, da transfusão. Questão de vida ou morte.

Pior: além do risco do procedimento em si, o hospital não dispunha de bolsas do tipo O negativo. A família tinha duas opções. Ou aceitava a transfusão com O positivo — e rezava ainda mais para não haver rejeição — ou deixava o tempo passar e, talvez, Angela não sobrevivesse. O que vocês fariam em uma situação dessas? Eu não tenho a menor dúvida: todas as vezes em que fiquei em uma encruzilhada por conta da saúde dos meninos, optei pelo que daria alguma chance de sobrevivência ou de melhor qualidade de vida, ainda que fosse mais arriscado.

Angela fez a transfusão. Jamais teremos certeza, mas ela está 100% convicta de que o milagre aconteceu aí. Milagre contado por sua mãe, porque ela mesma, como disse antes, não se lembra dos detalhes. Foram 19 dias entre a vida e

41

a morte. Mas foi ali, no leito do hospital, que os médicos decidiram investigar de onde surgiu aquela pancreatite tão devastadora. Primeiro, a anamnese — entrevista do profissional de saúde com paciente para auxiliar no diagnóstico da doença. Queriam saber se ela fumava, bebia ou usava drogas. Todas as respostas negativas. Partiram então para uma bateria de exames. O nível de triglicerídeos estava altíssimo. E ainda havia um sinal visível a olho nu de que algo não ia bem. Da sonda, continuava saindo bile, apesar de ela fazer alimentação por via venosa. Os médicos continuavam pesquisando e nada. Desconfiaram que a leitura dos triglicerídeos poderia estar alta em decorrência de todo o processo de cirurgia e internação.

Mandaram Angela para casa com recomendação que procurasse um endocrinologista e que, aos poucos, retomasse sua rotina. Assim, ela o fez. Passou a fazer dieta. Algo, porém, parecia fora de ordem e ela não conseguia voltar ao que era antes. Os triglicerídeos não baixavam de forma alguma, por mais restritiva que fosse a alimentação.

Próxima parada: Hospital das Clínicas. A gastroenterologista que a atendeu avisou que precisaria fazer um estudo aprofundado do quadro clínico de Angela, para tentar entender o que acontecia com ela. Bastou uma única pergunta para surgir a luz no fim do túnel. Os pais de Angela são primos irmãos. Os avós e os tios-avós também.

A consanguinidade é uma marca registrada da família, cujas raízes estão fincadas em Alto Rio Doce, cidadezinha de 12 mil habitantes próxima à Barbacena, na Zona da Mata mineira. De brincadeira, Angela justifica os casamentos entre parentes com o fato de o mineiro não gostar nem de "dividir uma xícara de café" e de querer manter todo o dinheiro na mesma casa.

A médica pediu que montasse uma árvore genealógica. Com a ajuda das tias Divina e Inês, Angela começou a juntar as peças do quebra-cabeça de seus antepassados. Os galhos e troncos são entrelaçados de uma forma, tanto por parte de pai, como por parte de mãe, incomum de se ver. Tudo junto e misturado. A partir dos tataravós, os descendentes foram se casando entre si. Dessa combinação de sangue do meu sangue com sangue do meu sangue, a assistente administrativa, em vez de uma fortuna que nunca existiu, herdou uma doença raríssima.

A assistente administrativa integra um grupo estimado entre três mil e cinco mil pessoas, no mundo todo, que tem quilomicronemia familiar, também conhecida como SQF. Trata-se de uma doença genética rara que afeta o metabolismo das gorduras do corpo. Talvez, você esteja se perguntando: mas onde entra a questão da consanguinidade? É simples. Um indivíduo só desenvolve a doença se o pai e a mãe passam o gene, digamos, defeituoso, para o filho ou filha. De modo geral, a chance de casais sem laços de parentesco terem um filho com problemas genéticos chega, no máximo, a 3%. Entre primos, por exemplo, esse índice dobra.

Angela levou 24 anos para descobrir que herdara a pior parte dessa tradição familiar de primos que se casaram com primos. Mas há outros parentes com problemas. O irmão tem pancreatite crônica e sua avó materna também teve inflamação do pâncreas. Seu avô paterno, ao morrer, também tinha a cor de pele amarelada/alaranjada característica de quem tem problemas no órgão. Na época, os médicos tratavam como uma úlcera superada, mas, hoje, Angela aposta que também era pancreatite.

Na assistente administrativa, a doença mostrou uma de suas faces mais comuns: a dor abdominal, provocada pelo acúmulo de gordura. A pancreatite que os médicos constataram na sala de cirurgia é um dos maiores fatores de risco de pessoas com SQF. Nesse momento, Angela já frequentava o grupo de lipídios do Instituto do Coração (Incor), um departamento do hospital dedicado a estudar doenças raras como a dela. Logo soube que não havia medicação específica ou cura para seu caso e que o controle seria feito com dieta.

Dieta com zero gordura. Zero mesmo. Um martírio, porque, na lista de alimentos que Angela pode consumir sem restrições, constam pouquíssimos itens. Ao ser diagnosticada, a assistente administrativa recebeu uma advertência: evitar a gravidez a todo custo. A gestação aumentava a possibilidade de uma nova pancreatite. A doença impedia a assistente administrativa de pensar em filhos. Mas não de se casar. E ela encontrou um companheiro de vida.

Por causa de seu quadro clínico, Angela não podia usar anticoncepcionais. Que atire a primeira pedra o casal que nunca se descuidou. Pois é. Ela engravidou. O ginecologista apontou os riscos. E ele tinha razão. Além da pancreatite, Angela, segundo o médico, podia ter uma criança com problemas. Àquela altura, a ciência ainda não sabia se a SQF ameaçava o feto — e como a ameaçava.

Passado o susto, o médico resolveu fazer do limão a limonada e passou a se dedicar fervorosamente à gestante e a seu bebê. Estudou tudo que havia disponível sobre a quilomicronemia. Para início de conversa, acertaram uma dieta ainda mais rigorosa do que a que ela já seguia.

Tanto que Angela pesava 54 quilos quando soube da gravidez e, ao dar à luz, estava com 48. Apesar da dedicação, o ginecologista não se cansava de lembrar que ela poderia ter complicações e que não seria fácil. Dizia para ela não se preocupar tanto com o quartinho do bebê, porque, talvez, a gravidez não desse nada. Será que Angela enfrentaria alguma intercorrência? E o bebê? Nasceria saudável?

Angela, que ao contrário das gestantes em geral, emagrecia, em vez de engordar, sentia-se pequena, magrinha, com uma barriga tão miúda. Jamais pensou se todo aquele sacrifício valia a pena. Estava grávida e mantinha a fé de que tudo daria certo. Afinal de contas, sobrevivera a um milagre. Ítalo, seu único filho, nasceu pequenino e saudável. É um rapaz de 24 anos. Normal, super inteligente e de temperamento forte, diz a mãe coruja. Que agradece a Deus, a Nossa Senhora Aparecida e a todos os santos pela vida do filho. Amigos e parentes de todas as crenças oraram para que Ítalo viesse ao mundo com saúde.

Apesar da festa na família, o temor de alguma sequela era grande. A assistente administrativa seguiu em frente. Havia muito mais com que se preocupar. O risco da pancreatite, as dietas restritivas e, naturalmente, os cuidados com um recém-nascido. Sem falar que a pesquisa sobre as causas e as possíveis consequências da SQF prosseguia. Os especialistas constataram que Angela tem uma deficiência na cadeia de DNA que leva seu organismo a não produzir uma determinada enzima.

Por meio do grupo do Incor, Angela já fez, inclusive, um protocolo de medicação, para repor a enzima e controlar as diarreias constantes. Vez ou outra, porém, o organismo dá um curto-circuito e a dosagem da medicação precisa ser ajustada. Ela calcula que vá cerca de 20 vezes por dia ao banheiro.

Falando de maneira mais leiga, sem tanto DNA para cá e enzimas para lá, o organismo de Angela queima muito rápido o açúcar e a gordura dos alimentos — por mais que ela siga uma dieta rigorosíssima. Então, de certa forma, é como se a comida, em vez de ser digerida, fosse diretamente para o intestino.

Conviver com uma doença rara, realmente, é para os fortes. A assistente administrativa já consegue até levar sua condição com um certo bom humor, ao dizer que "come e sai correndo". Não poderia descrever melhor.

Acontece que ela jamais deixou de trabalhar e, para organizar seu cotidiano, precisou encontrar meios de conciliar a profissão com a SQF. Como isso funciona? Angela acorda mais cedo, toma café da manhã e fica mais um pouco em casa até poder sair. E, assim, segue adiante. O planejamento nem sempre sai como esperado. Ainda outro dia, ao fazer compras, sentiu uma fisgada na barriga. Com jeitinho, convenceu a vendedora a deixá-la usar o sanitário da loja.

Outra situação comum: Angela está fazendo alguma tarefa doméstica e precisa largar tudo para correr ao banheiro. "Imagina se isso acontece e estou na cozinha. Preciso ter atenção redobrada para não largar alguma panela no fogo", conta. Por mais que tente manter o astral elevado, Angela admite que é "cansativo e maçante" falar de sua própria história. Reviver o passado, o calvário da cirurgia que detonou a pesquisa por seu problema, a descoberta da doença rara, enfim, em geral, ela evita comentar sobre esse assunto. Tudo isso mexeu muito com sua cabeça. Angela toma antidepressivos e uma medicação específica para o pâncreas, além de alguns outros remédios para ter alguma independência e poder levar uma vida mais próxima do normal. Uma situação que muitos doentes raros enfrentam, já que as substâncias químicas necessárias para mantê-los estabilizados acabam por criar problemas psicológicos.

A "escolha de Sofia" de Angela se dá entre a saúde física e a saúde mental. "Você fica muito mexido com tudo isso, entende? Chega uma hora que cansa", desabafa Angela. O desgaste é inevitável, quando se tem uma agenda de consultas e exames. Tanto no Hospital das Clínicas quanto no Incor, o caso da assistente administrativa já é bem conhecido, até mesmo por conta da raridade da SQF.

Mesmo assim, já aconteceu de ela se deparar com um residente de medicina e ter que contar sua história toda de novo. A reação é quase sempre igual e mistura o espanto de tomar conhecimento do "milagre" com a curiosidade de querer saber mais sobre a quilomicronemia.

No primeiro contato, em geral, os residentes ficam com "cara de abobalhado". Até porque uma coisa é ouvir um caso médico narrado por um professor, na sala de aula. Outra, bem diferente, é ficar frente a frente com a pessoa que tem uma doença rara e escutar dela sobre o que se passa em seu organismo.

Angela faz parte de um grupo de pesquisas. Tem fé que a vida é assim e faz o que pode para manter o equilíbrio emocional. "Eu sentia muita fraqueza. Não tolerava ficar de pé cinco minutos", diz ela. E olha que Angela, como diz o ditado, é uma palmeira que enverga, mas não quebra.

Em sua jornada, há outros episódios dramáticos. O irmão também teve pancreatite aguda, alguns anos antes de morrer. Os sobrinhos de ngela, hoje adultos, fizeram exames e constataram que têm uma probabilidade, ainda que menor, de desenvolver a SQF.

A sobrevivente do milagre acredita que não foi à toa que Deus guiou os médicos para salvá-la na mesa de cirurgia. Tanto que, hoje, faz questão de avisar que está inteiramente à disposição da ciência, para ajudar no que for preciso e, quem sabe, permitir que outras pessoas possam chegar ao tratamento e à mais qualidade de vida. Doadora de órgãos, de brincadeira, sugere apenas que não transplantem o pâncreas. Esse sofrimento não vai adiante.

Mais uma vez, Angela está levando na flauta o fardo que a vida lhe dá. Ela sabe muito bem que seu problema não é no pâncreas. É no DNA. O legado da família em que o

45

casamento entre primos deixou de ser uma prática quando os problemas de saúde vieram à tona. Sem essa herança, talvez Angela pudesse ter pensado em outros filhos. Ela jura que não. Com ou sem SQF, uma gravidez lhe bastou. Ítalo é a alegria da sua vida. A assistente administrativa garante que, se voltasse no tempo, passaria todo o perrengue da gestação de novo. Angela tem fé que a ciência vai encontrar novas soluções com novas drogas para a sua doença. Se encontrasse o gênio da lâmpada, ela só pediria uma coisa: uma fatia de abacaxi. Ela tem alergia à fruta, detectada após estourar o problema no pâncreas. Para quem segue uma dieta tão rigorosa, basicamente de legumes e verduras, parece um desejo muito simples. "Fico com água na boca quando vejo abacaxi", confessa.

CAPÍTULO 5 - DANI & DUDA

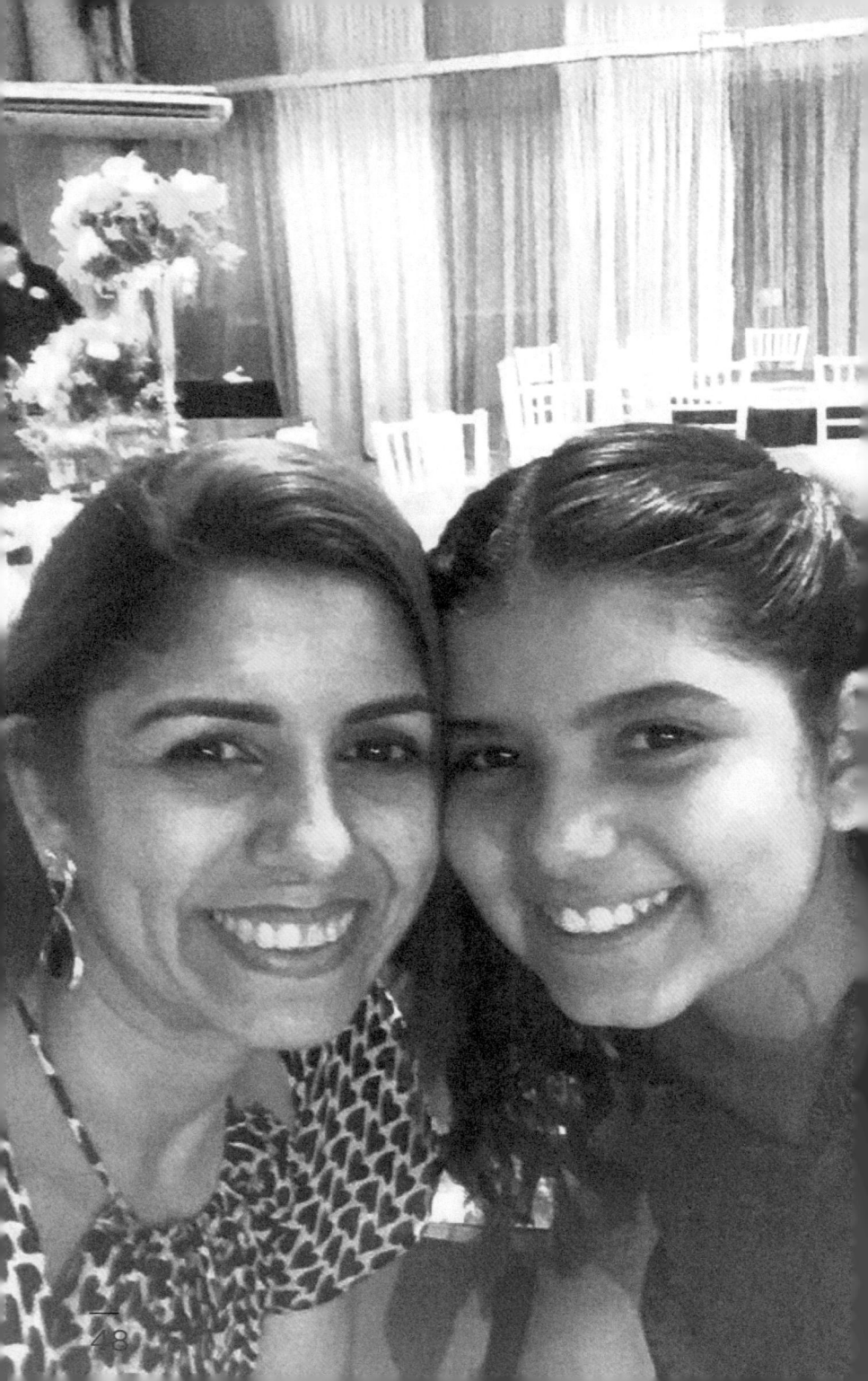

A história de vida da autônoma Daniele Vasconcelos é um espelho de muitas mulheres brasileiras. Foi mãe cedo, viveu um relacionamento abusivo, do qual ficaram três filhas, e, após a separação, assumiu o ônus da criação das meninas. Por conta da maternidade precoce, não conseguiu completar os estudos e depende de bicos para complementar a renda da casa, já que apenas a pensão do ex-marido não é suficiente.

Seria apenas mais uma família chefiada por uma mulher, como acontece em 45% dos lares brasileiros, segundo dados de 2020 do Instituto Brasileiro de Geografia e Estatística (IBGE). Mas o que diferencia o apartamento das meninas em Fortaleza de tantas outras casas é que, ali, vive uma jovem rara. Maria Eduarda, a filha do meio, de 13 anos, tem "angioedema hereditário" (angio = vaso sanguíneo e edema= inchaço). Suas irmãs Clara, de 25, do primeiro casamento de Daniele; e Maria Victória, de 8, são saudáveis. Foi Duda quem fez Daniele deixar tudo para trás e reconstruir sua história.

Para início de conversa, ela trocou Natal, a capital do Rio Grande do Norte, por Fortaleza, capital do Ceará. Queria morar em uma cidade com melhor atendimento médico. Também deixou para trás as brigas com o marido e as acusações de que ela era a culpada por Duda ter uma condição médica incomum. Agora, ninguém mais vai desmerecer seu sentimento de que havia algo errado com a menina.

Como 99,9% das mães de crianças raras, Daniele desconfiou desde sempre que Duda nascera diferente. Talvez, a origem da desconfiança esteja no fato de que, na sala de parto, ela precisou fazer uma ultrassonografia, pois apresentava o abdômen muito distendido. Os médicos avaliaram que se tratava de acúmulo de fezes. Assim que Duda evacuasse, a barriga voltaria ao normal. Problema resolvido. Daniele, que não era mãe de primeira viagem, achava a menina muito inquieta. Chorava por qualquer coisa, tinha cólicas o tempo todo.

Por volta dos 2 anos, começou a sofrer com quadros recorrentes de diarréia. A barriga parecia sempre distendida. Embarcou na ciranda de médicos: gastroenterologistas, pediatras, os mais variados especialistas. Os resultados dos exames? Todos normais. Ninguém encontrava nada de irregular. A própria Daniele suspeitou que, talvez, estivesse exagerando. Só uma coisa mantinha o sinal de alerta ligado: quando pegou a recém-nascida no colo, achou a genitália da menina muito inchada. Com Clara fora diferente. Mas, ok, cada bebê tem suas características.

Mas como justificar os edemas que apareciam do nada? Ah, ela caiu. Perdeu um dente de leite. Essa mancha é picada pelo mosquito na certa. Será que tem intolerância à lactose? Só que edemas e inchaços surgiam mais e mais. Em consequência, a ida a emergências de hospitais também se tornaram rotineiras. E vieram as internações. Se o edema

surgisse na mão, bastava medicar. Se estivesse no rosto, os médicos optavam por deixar Duda no hospital. Parecia que a suposta causa de tudo aquilo — se havia uma causa única — brincava de gato e rato com os doutores.
Dois meses de vaivém. Duda tomava um antibiótico e não melhorava. Precisava tomar outro e outro. Imagine o que é ter um filho ziguezagueando de médico para médico, de consulta para consulta, de internação para internação e nem sombra de diagnóstico. "No fundo, eu sabia que não podia desistir. Algo me dizia que, por mais incessante, eu não deveria abrir mão de buscar o que estava errado na Duda", conta Daniele.
Até médicos sugeriram que ela estava exagerando. Chegou a ouvir, em um consultório, que era coisa de criança. "A médica me disse que o sobrinho dela, quando jogava bola, também inchava. Saí de lá indignada", lembra a autônoma. Para complicar a situação, veio a gravidez de Maria Victória. Aos 8 meses de gestação, precisou acompanhar Duda em uma internação de dez dias. Segundo os médicos, meningite. Tempos depois, a filha do meio entrou na puberdade precoce. A solução? Tratamento para interromper o processo.
Em meio a tantas incertezas, a primeira pista concreta partiu de uma médica de São Paulo. Ela viu a mão inchada de Duda e sugeriu que se tratava de angioedema hereditário. Daniele começou a revirar a internet atrás de informações. Cuidadosa, filtrava tudo que lia, para não cair na armadilha das fake news. Assim, acabou chegando à Associação Brasileira de Angioedema Hereditário (Abranghe). Entrou em contato e, logo na primeira troca de mensagens, sentiu-se confortável para compartilhar as fotos e um diário em que registrava o passo a passo da condição de Duda. O pessoal da associação explicou que havia um indicativo da doença e orientou Daniele sobre os exames necessários. A mudança de Natal para Fortaleza já estava bem encaminhada e a autônoma sentiu que chegara a hora. Ainda precisou enfrentar a pediatra, que considerava tudo aquilo descabido.
Em um mês, recebeu o diagnóstico, confirmando a doença rara. O susto logo se transformou em alívio. Daniele sentiu que, a partir daquele momento, saberia por onde caminhar e poderia buscar ajuda para a família. Também resolveria outra questão que a incomodava: Duda, então com 8 anos, seria tratada a partir de um diagnóstico e não mais aleatoriamente. "Quantas medicações ela tomou sem saber de nada?", indaga. O diagnóstico precoce poderia ter evitado que Duda fosse submetida a exames e terapias que de nada adiantaram. Daniele considera que, em tantas idas a hospitais, faltou uma certa atenção dos médicos no sentido de prestar mais atenção nas crises repetidas da menina e tentar entender o que estava ocorrendo, em vez de apenas socorrê-la e mandar embora para casa.

Com a descoberta do angioedema hereditário, a autônoma também se livrou da pressão do pai da menina e da família dele, que culpavam Daniele pela condição de Duda. O ex-marido chegou a acusá-la de não cuidar direito da filha. Nas entrelinhas, porém, o ramo paterno deixava escapar que outros parentes apresentavam sintomas muito parecidos com os da garota. O próprio pai da menina apresenta inchaços nas mãos, em determinadas circunstâncias. Outros tios e tias, também. Casos em que uma visita ao dentista resulta em edemas. A ex-sogra, certa vez, deixou escapar que uma prima distante, já falecida, também sofria com inchaços.

Engraçado é que, apesar de tantos segredinhos em torno de uma suposta condição médica familiar, o angioedema hereditário pode surgir mesmo quando não há outros casos entre os parentes. Trata-se de uma doença genética que, em geral, mostra sua cara antes de o paciente completar 6 anos, por meio dos inchaços e das dores abdominais. Deixando de lado as desavenças familiares, Daniele partiu para a ação. Primeiro passo, planejar o futuro das meninas e, em especial, garantir a Duda a qualidade de vida possível diante da doença. A autônoma decidiu, então, voltar a estudar, já que sequer completara o Ensino Médio.

Estudou nas horas vagas e se matriculou para prestar o Exame Nacional para Certificação de Competências de Jovens e Adultos (Encceja). Por volta de 1 hora do dia da prova, Duda a acordou para dizer que estava sentindo a garganta inchada. Em geral, na maioria das vezes em que a filha se queixava de inchaço, Daniele corria para o hospital

Com a perspectiva de realizar uma prova tão importante dali a poucas horas, Daniele ponderou sobre que decisão tomar. Temia chegar ao hospital, encontrar um médico que desconhecesse a doença rara da filha, e acabar perdendo muito tempo — e o teste — entre explicações e exames desnecessários. Se tem uma coisa que a autônoma já entendeu é que, em hospitais, há muitas vaidades e suscetibilidades. Naquele momento, Daniele não podia pensar muito. Tomou coragem e aplicou ela mesma a medicação.

De tanto ver médicos e enfermeiras fazendo o procedimento, acabou aprendendo. Já tinha brigado tantas vezes com profissionais que, mesmo vendo Duda sufocar, propunham levá-la para exames antes de medicá-la. Confiou na própria intuição. Deu certo. Adormeceram por volta das 4 horas. Quatro horas depois, Daniele entrou na sala de aula para fazer o Encceja. Na parte da manhã, ainda movida pela adrenalina das últimas horas, foi tranquilo. À tarde, na ressaca do almoço, chegou a "ver estrelinhas" enquanto completava o teste de português e matemática. Daniele passou no exame. Bem-humorada, conta que, depois de tantas aulas práticas nos hospitais e consultórios da vida, tirou de letra a prova de biologia. Sabe tudo de corpo humano, por conta de

51

entender o que se passa com Duda e quais são os recursos disponíveis para auxiliá-la.

O diploma tinha um sentido muito mais amplo para ela. Significou a libertação final do relacionamento abusivo, uma porta aberta para um novo futuro e a possibilidade de recomeçar. A autônoma considera que há um outro marco em sua jornada com Duda: o dia em que se sentiu preparada para cuidar da medicação da filha. Com isso, ela aumentou suas horas produtivas, já que não precisa correr para o hospital cada vez que a menina manifesta algum sintoma. "Só quem passa por isso sabe o quanto é angustiante aquele protocolo todo", diz ela.

E ainda tem aquela frase "Ah, não estou achando a veia", que arrepia até a alma de acometidos ou famílias, sejam raros ou não. Daniele quase conseguiu por fim a isso, já que, muitas vezes, ela ajuda o profissional de saúde a localizar a veia de Duda na hora de aplicar alguma medicação. A experiência prática em hospitais levou a autônoma a decidir fazer faculdade de enfermagem, por meio do projeto "Mães Produtivas", uma iniciativa do grupo Ser Educacional que oferece bolsas de estudo na modalidade EAD para mães de crianças com doenças raras. A pandemia do coronavírus, porém, atrapalhou seus planos.

A pandemia virou um pandemônio. Nos primeiros meses, Daniele teve que se "virar nos 30" para manter suas atividades de vendedora. O isolamento social dificultava muito a missão de correr atrás de clientes presenciais. "E olha que eu vendo até pedra para jogar na lua", diz ela, que passou a trabalhar em home office. Sem aulas presenciais, Duda e Maria Victória passaram a ficar o tempo todo em casa, aumentando a demanda pela atenção da mãe. O resultado foi partir para fazer biscoitos caseiros.

Se Duda passa muito mal, ela tem que largar tudo e socorrê-la. A raridade da menina funciona assim. Qualquer coisa, a qualquer hora, pode desencadear uma crise. Se ela tem uma prova importante na escola, surge um edema. Se fica muito triste ou muito alegre, idem. A diferença é que tanto Duda quanto Daniele aprenderam a ler nas entrelinhas. Ao mínimo indício de que algo está errado, a autônoma entra com a medicação.

Para alegria das meninas, 2021 chegou com uma boa notícia. Clara, a filha mais velha, que permaneceu no Rio Grande do Norte, resolveu se juntar à mãe e às irmãs. É mais uma força para Daniele programar suas atividades profissionais e para voltar ao projeto faculdade de enfermagem.

Antes da Covid-19, Duda ia à escola normalmente. Tem 13 anos e começa a exibir os primeiros sinais da adolescência. Ficou mais ligada em roupas, cabelo, esmalte. Mesmo assim, Daniele observa que sua filha do meio "só tem tamanho" e que ainda não "está saidinha". "As duas são muito unidas. Passam os dias assistindo televisão juntas", conta a autônoma. Os laços fortes ajudam principalmente nos momentos de crise.

Até a chegada de Clara, quando Duda passava mal, Daniele corria para o hospital com Maria Victória a tiracolo. "Uma vez, o médico me disse que ela não podia ficar com a gente na emergência. Eu perguntei: o senhor quer que ela durma na rua?", lembra ela. Resultado: arrumaram duas caminhas, cada menina se acomodou em uma e Daniele se ajeitou como pode em uma cadeira, entre as duas. Irmãos de crianças raras demandam muita atenção dos pais. Muitas vezes, acabam negligenciados, tal é a exigência do filho com condições médicas. Meu caçula, o Leo, passou por maus momentos, com a mãe inteiramente dedicada ao irmão Dudu e o pai trabalhando duro para sustentar a família. Eu sei que ficou um sentimento de abandono, mas, em alguns momentos, sequer conseguimos parar para pensar em como atender ao filho saudável.

Na casa de Daniele esse conflito vem sendo driblado com maestria. Maria Victória adora falar sobre a irmã. Diz que Duda ainda não escolheu uma profissão e que "precisa do tempo dela para se decidir". Também conta que a garota desenha bem e que já andou cogitando fazer faculdade de design. Maria Victória quer ser cantora. Canta bem, diz a mãe. Canta e alegra a família, até nos dias mais complicados. Duda ficou um ano sem receber a medicação, que é de alto custo e fornecida pelo governo. Daniele precisou recorrer à Justiça. A liberdade de ter o tratamento ao alcance se opõe à insegurança de não saber se as doses virão todos os meses.

O jeito foi criar um estoque do medicamento. Daniele faz assim: se Duda apresenta um pequeno inchaço ou um edema não muito grande, ela segura a dose e espera por uma reação do organismo. Às vezes funciona, outras, não. Será mesmo que um paciente raro e sua família precisam passar por isso? O remédio não deveria ser entregue sem complicações? Haja equilíbrio emocional para saber quando pode e quando não pode segurar o medicamento. Duda andou se queixando de inchaço nos braços por passar horas em frente ao notebook, enquanto acompanhava as aulas online. Corria algum risco de vida? Não. Daniele convenceu a menina a segurar mais um pouco. Adaptou uma almofada para lhe dar mais conforto e resolveram assim.

Agora, se a crise acarreta vômitos, diarreia ou deixa Duda muito debilitada, nem há o que discutir. A garota também sofre com cólicas menstruais, muito mais intensas do que as da maioria das mulheres. Segundo Daniele, uma das questões mais aflitivas do angioedema hereditário é que o quadro clínico muda de maneira repentina.

Duda pode se deitar para dormir super tranquila e acordar, meia hora depois, queixando-se de dor ou inchaço. Foi o que aconteceu na primeira e única vez que Daniele a autorizou a dormir na casa de uma amiguinha. Por volta das 2 horas, a garota mandou uma mensagem para a mãe, avisando que a garganta estava inchando. "É muito aleatório. Ela pode passar um mês sem nada e, dali a duas semanas, começar a ter crises seguidas. Não dá para prever. Só para observar e agir ao menor sinal", explica a autônoma. Sempre que desconfia da aproximação de uma crise, Daniele olha bem nos olhos de Duda. "Ela fica com um olhar quebrado, cansado. É tiro e queda".

A doença de Duda, em geral, ataca mais do quadril para cima e, em particular, no rosto e na garganta. Uma simples camiseta mais justa faz estragos. Raramente, surgem edemas ou inchaços nos pés e nas pernas. Há determinados padrões entre quem tem essa condição. Alguns sentem mais os efeitos da cintura para baixo e outros são atingidos no corpo inteiro. Estudos sobre o angioedema hereditário apontam fatores emocionais como os principais gatilhos para os sintomas.

Qualquer coisa que estresse um paciente com essa raridade vai se refletir em sua condição física. Os acometidos precisam redobrar a cautela com a ingestão de determinados remédios que deflagram crises. As mudanças hormonais típicas da adolescência também são fatores de risco. Falando em hormônios, Duda pode engravidar? Em tese, a doença não é empecilho, desde que se tomem as precauções necessárias. A partir do momento em que resolve tentar um bebê, a pessoa com angioedema hereditário deve suspender os medicamentos, para evitar a possibilidade de malformação do feto.

Talvez, o X da questão esteja mais relacionado com a possibilidade de transmissão da doença. Esse assunto, ainda não faz parte das conversas de Daniele com a filha. A preocupação é com os estudos. Duda se sai muito bem na escola. Nunca repetiu de ano e não esconde sua condição. A garota curte conversar com outros raros para passar informações sobre o angioedema hereditário. "Para muita gente, ter um filho raro é o fim da linha. Para mim, foi a oportunidade de me tornar uma pessoa melhor", diz Daniele. Ela sempre arruma um tempinho para conversar com parentes de pessoas raras que conhece nos fóruns da web ou em eventos específicos. Compartilhar vivências e informações está no DNA de quem vive no universo das síndromes pouco conhecidas. A empatia é um santo remédio. Daniele tem amigas virtuais tão íntimas quanto as presenciais. Por meio delas, conheceu histórias de pessoas que só tiveram os primeiros sintomas na fase adulta ou de mulheres que se descobrem a doença porque a doença eclodiu quando engravidaram.

Também descobriu que quanto mais cedo os sintomas aparecem, mais grave e intenso é o caso e que há pelo menos um tipo da doença que não se detecta em exame de sangue, somente pelo teste genético. As análises não devem ser feitas em crianças de menos de 5 anos porque há o risco de um falso negativo. A autônoma reconhece que sua luta serve como um exemplo para suas meninas. Ela também gostaria muito de melhorar a relação com o ex-marido. Quando ainda era casada e corria atrás do diagnóstico da filha, Daniele se sentia sozinha, por mais que o então companheiro a acompanhasse.

Se ela ia ao Fórum buscar uma solução na Justiça para a falta de remédio, ele ficava do lado de fora. Se a menina precisava de socorro médico, ele deixava as duas na porta do hospital e não entrava. Não se envolvia com a labuta diária nos afazeres com Duda e, depois, com Maria Victória. Com a separação, chegou a ficar ausente por alguns períodos. Agora, a situação ensaia entrar nos eixos. Ela se sente aliviada por ter recuperado o direito de "botar a boca no trombone". "Ele dizia que eu não deveria falar para ninguém, deveria guardar na família a história da Duda. E eu achava importante contar, porque sabia que ia ajudar outras pessoas na mesma situação. Não queria ficar calada no papel de vítima", diz a autônoma.

Duda também já decorou essa lição: todo mundo tem problemas de saúde e o dela não é obstáculo para que se empenhe nos estudos e seja alguém na vida. Conselho de mãe, não? E de mãe que detesta que tratem a ela ou a filha como coitadinhas. "Viro bicho quando alguém fala: 'ah, essa é a sua cruz'. Nada na vida é em vão. Tudo tem um propósito e todo mundo tem a sua missão", afirma Daniele.

A mãe de Clara, Duda e Maria Victória tem muitas missões. Formar-se em enfermagem, ver as filhas realizadas e felizes, garantir que nunca falte a medicação da filha do meio até, quem sabe, a ciência encontrar a cura para a doença. Fé, não lhe falta. Daniele jamais se viu como uma pessoa amargurada que, confrontada com um drama, cruza os braços e afunda na tristeza. "Ficar reclamando, não resolve nada. Você leva o choque e precisa se recuperar rápido ainda mais quando a vida de alguém está nas suas mãos. Todos os dias eu penso em como vou tornar esse fardo mais leve", confessa.

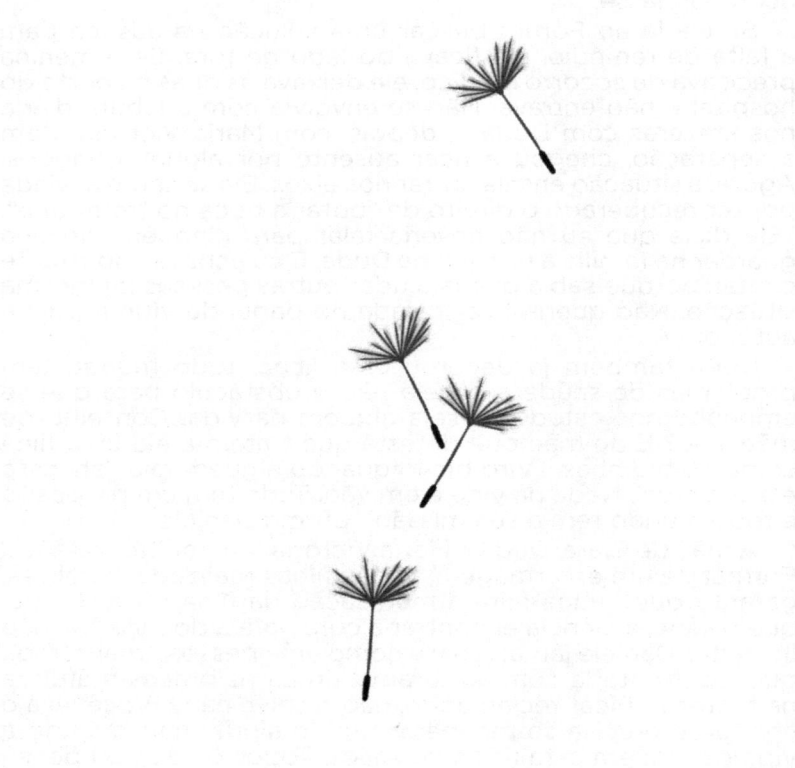

CAPÍTULO 6 - FÁBIO

58

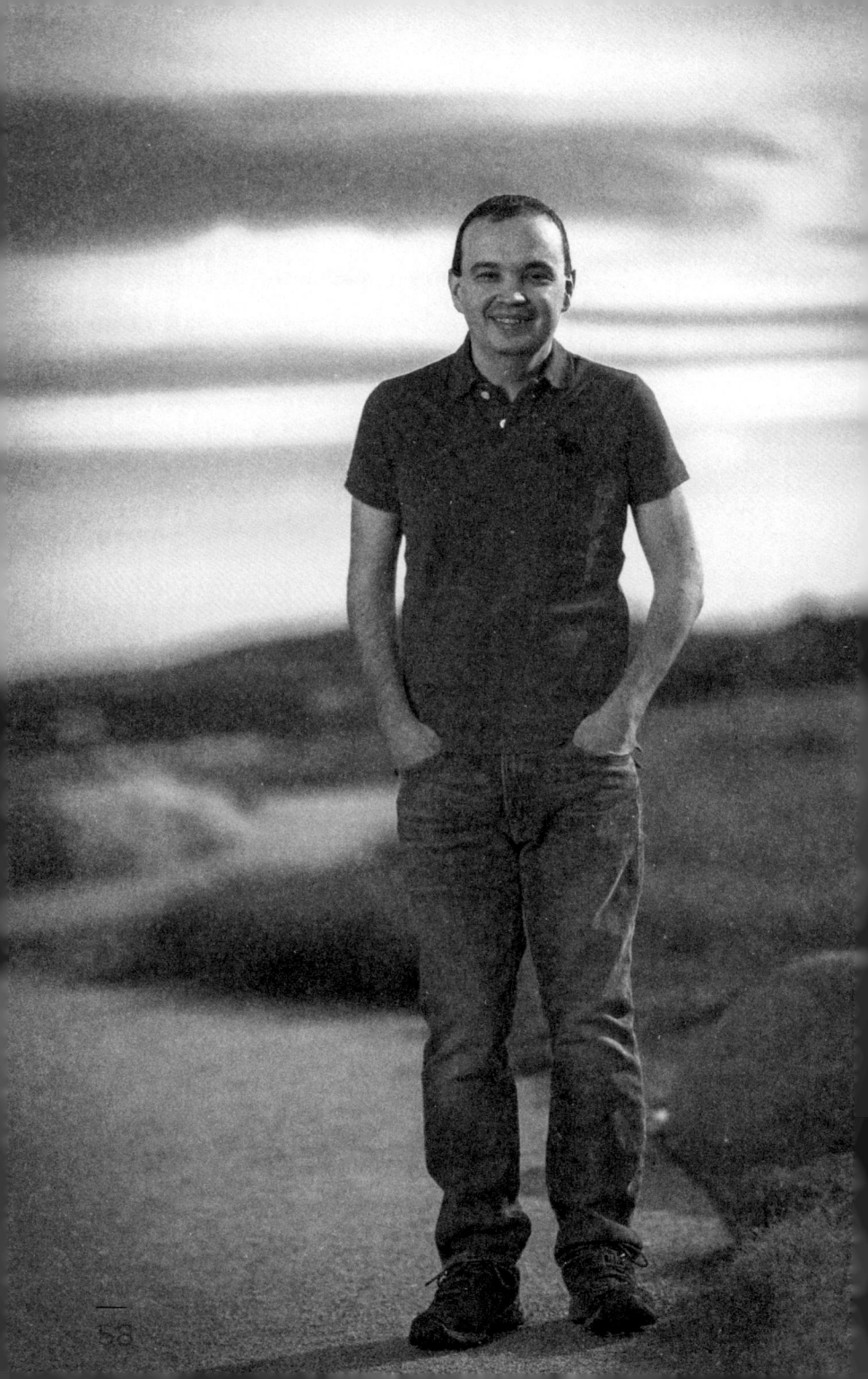

Os murmúrios familiares, as conversas de pé de ouvido, o silêncio sepulcral na frente das crianças, as trocas de olhares entre os adultos... A infância do administrador de empresas Fábio Figueiredo de Almeida, de 45 anos, foi marcada por um clima de tensão e comoção inatingível para uma criança. Ele pouco entendia. Apenas captava, nas entrelinhas, que havia ali um segredo.

Segredo? Não. Era uma sentença de morte. O sangue da família paterna de Fábio é marcado por uma doença genética rara, que só se manifesta na vida adulta. Uma doença degenerativa que, quando começa a seguir seu curso, afeta diversos órgãos. Não tem cura. No máximo, cuidados paliativos para que seus acometidos tenham um pouco mais de qualidade de vida e que possam enfrentar com dignidade um sofrimento terrível.

Não era à toa que, toda vez que o telefone tocava, os Almeida paralisavam. Possivelmente, do outro lado da linha, estava um parente para informar a morte de um tio, um primo e um sobrinho. Velórios e funerais faziam parte da rotina da família. Tudo, porém, era às escondidas. A informação já circulava entre os parentes, só que ficava entre as paredes. Era só uma questão de tempo até a família inteira receber o diagnóstico.

Primeiro, foi o pai, no fim da década de 1980. E a casa caiu. Ele não aceitava ter a doença e tentou associar os sintomas a outras questões. Pior: os filhos souberam que a mãe se casara sem saber que a família do futuro marido trazia essa condição genética. A ficha só caiu quando ele recebeu a notícia. "Minha mãe teve quatro filhos com meu pai sem saber de nada. A doença era tabu na família dele", conta Fábio.

No Brasil, de modo geral, pouco se sabia sobre a amiloidose hereditária. Acontece que dois primos do pai de Fábio tinham viajado para Portugal e, no país natal de seus antepassados, obtiveram informações não apenas sobre a doença mas também sobre a forma implacável com que ela atingia a família. A travessia do oceano foi fundamental na história de Fábio, já que coube a um cientista português identificar, em 1952, a amiloidose hereditária, também conhecida como Polineuropatia Amiloidótica Familiar.

Os estudos sobre a doença continuaram avançando em Portugal seja em termos de entender como a amiloidose afeta o organismo quanto na perspectiva de encontrar formas de diagnosticá-la de forma precoce e de oferecer tratamentos. No universo das doenças raras, sabemos que a cura, em muitos casos, não está disponível. Para quem tem amiloidose, há tratamentos hoje em dia, mas os mais eficazes não são acessíveis por serem de alto custo

Por mais que se torne um peso para os parentes e amigos, é possível entender porque alguém se recusa a aceitar o diagnóstico, como fez o pai de Fábio. A doença que, em resumo, acontece a partir da mutação de uma proteína, atinge principalmente o sistema nervoso e o coração. Os médicos explicam que, quando a causa da doença não é tratada, não são tratados, ela leva a invalidez em poucos anos. Não há relatos de pessoas que viveram mais de dez anos após o aparecimento dos primeiros sintomas, sem tratamento. E, nos casos do tipo de amiloidose de Fábio, é muito comum que o primeiro contato com a doença ocorra ao acompanhar algum outro acometido. Ou seja, o efeito psicológico após o diagnóstico contribui para deteriorar ainda mais o estado geral de saúde.

Foi assim que o administrador de empresas viu o pai definhar e morrer cinco anos depois do diagnóstico. Aos 32 anos, ele tomou coragem e fez o teste genético, mesmo sem ter qualquer sintoma. Antes de abrir o envelope, considerava-se apenas que, na mutação da tal proteína que afeta sua família, a chance de desenvolver a doença é de 80%. Não contou o resultado para ninguém. O exame deu positivo.

Ao contrário de sua mãe, que construiu uma vida sem saber que, lá na frente, uma tragédia a esperava, Fábio compreendeu ali que precisava se organizar, porque, mais dia, menos dia, os sintomas apareceriam. Ele não queria ser surpreendido pela doença. Se ela se escondia como uma bomba-relógio em seu organismo, ele precisava fazer do tempo um aliado e não um inimigo. Nas próprias lembranças da infância e da adolescência, a morte de pessoas de 30, 40 anos, pesava toneladas. Agora, Fábio sabia que corria o mesmo risco. E ainda trazia frescas memórias da família cuidando do pai em seus últimos momentos. A mãe e o irmão caçula tiveram que largar tudo para acompanhá-lo.

Com o exame positivo na mão, o que Fábio poderia fazer? A opção mais provável era o transplante de fígado. Duas pessoas da família haviam tentado. Um primo de 29 anos morreu em decorrência da cirurgia. "Não fiquei muito encanado. O que tem que acontecer, acontece e pronto. É a vida", diz ele. Consciente de que a tendência era piorar, Fábio foi à luta. Em vez de sonhar com uma remota possibilidade de a doença não ir longe, partiu para planejar "coisas da vida", em especial no que se refere à parte profissional. Ele sempre seguiu a prática de guardar algum dinheiro para emergências e manteve essas economias como uma salvaguarda.

O administrador de empresas admite que, por mais que tentasse manter o foco em organizar seu futuro, na medida do possível, não conseguiu evitar o impacto psicológico negativo provocado pelos primeiros sintomas. "Você muda como pessoa. É inevitável", observa. Chegou um momento em que ele se deu conta de que era impossível manter o controle 100%. Até porque todo o conhecimento de Fábio sobre a amiloidose esbarrava em um problema que 99,9% dos acometidos de doenças raras enfrentam no Brasil: a falta de informação por parte dos profissionais de saúde. Mesmo com os casos em família, com o exame genético, com os laudos do pai.

Ele bateu no primeiro médico com dores nas pernas, um dos primeiros sintomas e um dos mais leves. Fábio tinha convicção de que já era manifestação da amiloidose, porque conhecia essa história de cor e salteado. Esperar três meses para ver se surgia mais algum indício — ou se a dor sumia por conta própria — antes de procurar um especialista.

Aí veio a resposta: dor na perna pode ser mil coisas ou não ser nada. O especialista, um dos mais renomados de São Paulo, não fechou diagnóstico e ainda insinuou que havia chance de se tratar de um problema psicológico. Disse que Fábio estava somatizando. Para piorar, o irmão cinco anos mais novo apresentou sintomas, fez o teste e também deu positivo. A doença andou mais rápido para ele.

Depois disso, toda a família se submeteu ao teste. A irmã de 43 anos tem a mesma condição, mas ainda não desenvolveu a doença. A caçula, de 35 anos, está livre. As preocupações da família, atualmente, estão voltadas para o estado de saúde do irmão do meio. Mas quando ele fechou o diagnóstico do irmão, abriu uma porta para sua própria jornada. Decidiu ir para Portugal — anos antes tirou a cidadania, para o caso de precisar de atendimento médico no país de seus antepassados.

Ao entrar em contato com os especialistas portugueses, teve, finalmente, uma notícia animadora: havia uma neurologista no Hospital do Fundão. Essa profissional, segundo os médicos de Portugal, era uma das maiores conhecedoras da doença no mundo. Duas semanas depois, Fábio se sentou frente a frente com a doutora Marcia Waddington Cruz. O Hospital do Fundão, ainda hoje, é referência no diagnóstico e atendimento de pessoas com a doença do administrador de empresas. Ele saiu da primeira consulta com o diagnóstico praticamente fechado. Os sintomas somados ao histórico familiar indicavam um caso de amiloidose.

Márcia estudava a amiloidose desde 1989. Pediu alguns exames e, em três meses, finalmente Fábio teve o diagnóstico fechado. Aos 38 anos, em 2013, ele foi oficialmente declarado acometido de amiloidose. Terminava ali a odisseia para confirmar o que ele sabia desde sempre. A saga, porém, não acabaria aí. Havia outra fase, bem mais complicada: o tratamento. Disponível, só o transplante de fígado, com seus riscos e consequências. Fábio, como já contei aqui, havia perdido dois parentes em decorrência da cirurgia.

Quando se lida com uma doença rara, há sempre

momentos que exigem tomar decisões arriscadas. Em geral, essas situações surgem na forma de participar do teste de um novo medicamento ou terapia ou de procurar tratamento fora do país. Eu mesma pus a harmonia de minha família em perigo ao passar um ano com o Dudu em Porto Alegre, enquanto o Nilton se virava com o Leo pequenino em São Paulo. Na maioria das vezes, como o que está em jogo é o bem mais precioso de um ser humano, ou seja, a saúde, todos os sacrifícios e riscos acabam valendo.

Para Fábio, o transplante não era opção, porque ele já estava de olho em um remédio que, na época, só existia fora do Brasil. A própria doutora Márcia participou das pesquisas desse medicamento com um brasileiro. Fábio não tinha mais dúvida: se havia remédio, não fazia sentido algum se submeter a um transplante.

Agora, ele daria o segundo passo na real odisseia dos doentes raros. A luta na Justiça para obter um medicamento, ainda mais um que sequer era aprovado pela Agência Nacional de Vigilância Sanitária (Anvisa). Ele nem titubeou. A batalha durou seis meses, mas Fábio venceu. "Antes da doença, eu não tinha contato com o Sistema Único de Saúde. Nunca precisei de nada. Quando veio a história do medicamento, foi um susto", diz ele.

Do susto à ação: assim que tomou conhecimento das dificuldades do SUS, e principalmente, entendeu que nem todo mundo conseguia chegar à Justiça, Fábio sentiu necessidade de ajudar outras pessoas. Desde 1989, havia uma associação de pacientes de amiloidose no Brasil, mas estava praticamente desativada. Então, mãos à obra.

Ele começou a contactar os antigos associados e a entidade voltou a ganhar força. Fácil, nunca foi. O administrador de empresas se viu forçado a abrir mão de algumas tarefas pessoais para cumprir os afazeres da associação. Não funcionaria direito uma dedicação de meio expediente ou apenas nas horas vagas.

Nesse redemoinho, havia outro fator: a condição médica de Fábio. Os problemas de saúde nunca deixaram de existir. E não apenas os dele. O irmão também exigia muitos cuidados. Em meio à gestão da Associação Brasileira de Paramiloidose, Fábio entrou com um irmão em uma pesquisa clínica, no próprio Hospital do Fundão. Em 2020, o estudo completou cinco anos. Graças a ele, o administrador teve acesso a um tratamento em segunda geração, independente do governo. A associação, por sua vez, conseguiu incorporar a terapia inicial aos procedimentos do SUS e estendê-la a todas as pessoas acometidas por amiloidose.

Fábio lembra que a jornada por tratamento e medicamento, um ponto que une todas as entidades de doenças raras, não significa apenas enfrentar o governo, recorrer à Justiça ou conseguir que tal prática ou tal remédio sejam adotados pelo Sistema Único de Saúde. Muitas vezes, também é preciso abrir um canal de comunicação com a indústria farmacêutica.

No caso da amiloidose, sequer havia interesse do laboratório em disponibilizar o medicamento no Brasil, já que estima-se que o número de pessoas com essa condição no país não ultrapassa cinco mil pessoas. Fábio desconfia que esse índice está subestimado, porque há dois motivos: a falta de diagnóstico e o desinteresse da classe médica pela doença.

Apesar de todas as dificuldades, ele considera que a associação está construindo um legado importante e que, em cinco anos, "mudou o panorama" do atendimento a acometidos de amiloidose no país. O tratamento ficou mais acessível e há médicos em todos os estados treinados para identificar a doença. Em outra frente, a entidade também se mobiliza para tornar o teste genético mais conhecido.

Lógico que, com tanto trabalho, Fábio, em algum momento, percebeu que a vida pessoal ficou meio de lado. O que ele queria? Não fazia ideia. Mas tinha certeza do que não queria. Sempre racional, costuma citar dois fatores para responder a quem faz aquela pergunta que todo solteiro ouvirá, mais dia menos dias: não quer ter filhos? Há muito tempo, Fábio abriu mão da ideia de ser pai.

Em primeiro lugar, a chance de transmitir a doença é alta. Ver o pai definhar, acompanhar a luta do irmão e conviver com os sintomas reforçaram sua convicção. Também temia deixar para os filhos o fardo de precisarem cuidar dele quando a doença da amiloidose se manifestasse de maneira mais intensa. "Eu vi o quanto foi terrível presenciar o sofrimento do meu pai. A amiloidose tem um impacto muito grande na família como um todo e não apenas na pessoa que tem essa condição. Acho cruel cogitar transmitir essa carga para um filho", diz ele.

E se o teste genético fosse feito na infância? Os pais teriam tempo para se preparar e acolher melhor a criança. Também não se pode descartar os avanços da ciência, que abrem perspectivas de novos tratamentos, possivelmente mais eficazes.

Fábio já pensou sobre tudo isso. E tem resposta na ponta da língua. Não há casos, na literatura médica, de diagnósticos feitos antes dos 18 anos. E o fato de ter a mutação na proteína, não significa, necessariamente, que a pessoa vá desenvolver a doença. Muitos elementos influenciam na decisão de fazer ou não uma investigação precoce. "Se os pais fazem o teste e descobrem, aos 2 anos, que a criança tem a mutação... Fazem o que? Vão ficar o resto da vida encanados", lembra ele.

Na avaliação do administrador de empresas, a família gastará anos procurando sintomas na criança, que , talvez, jamais apareçam. Ele sempre volta à história de seus pais para justificar sua opinião. Sua irmã descobriu a doença com 40 anos. Viveu, todo esse tempo, sem tratar cada espirro como uma tragédia. Até agora, não apresentou sintomas. Outro aspecto, segundo ele, é permitir que a pessoa, na vida adulta, opte por fazer a análise genética e, em caso de resultado positivo, decida por si só o caminho a seguir. Por isso, quando interage com outros acometidos de amiloidose, Fábio faz questão de explicar todas as etapas da corrida de obstáculos que só se inicia quando os sintomas aparecem.

O obstáculo que a pandemia tornou mais difícil de ultrapassar para todas as pessoas raras foi a descontinuidade nos tratamentos. Com a Justiça em home office para cumprir as medidas de segurança sanitária, muitos processos ficaram paralisados, deixando doentes desassistidos.

Fábio, por força da sua formação profissional, sempre buscou formas de se libertar da dependência do SUS e de construir o célebre Plano B. Por isso, topou participar da pesquisa clínica do Fundão. Na primeira fase, ele e o irmão pegaram o placebo. A doença se agravou. Hoje, ele convive com dores o tempo todo. A medicação ameniza, mas não elimina o desconforto.

No caso dele, a amiloidose afeta muito a parte gastrointestinal. A diarreia constante o deixa prostrado e reflete em sua força muscular. Mesmo assim, ele avalia seu estado de saúde como muito melhor do que o irmão. Os dois estão aposentados por invalidez. Para tristeza de Fábio, não teve jeito de conciliar o trabalho com os cuidados necessários para se manter de pé.

Em 2020, ele passou por alguns momentos muito complicados. O irmão também piorou. E ele precisou tomar uma decisão que adiou o quanto pode: abrir mão de concorrer à presidência da Associação Brasileira de Paramiloidose. O excesso de trabalho, a vontade de não deixar ninguém sem assistência, a pressão por resultados, levaram-no quase a um estado de exaustão. E ele não pode mais abrir mão de cuidar da própria saúde.

A rotina de Fábio inclui médicos e exames semanais e, agora, com tantas conquistas na associação, chegou a hora de ele se permitir olhar apenas para si. O tratamento de segunda geração, que ele faz pela pesquisa clínica, foi aprovado pela Anvisa em 2019.

Agora, é esperar que seja incorporado aos protocolos do SUS. Em outros países, os resultados apontam que ele interrompe o fluxo da doença e abre caminho para um terapia genética. Lá atrás, ao botar o pé na militância pelo acolhimento aos às pessoas raras, Fábio achava que nunca iria conseguir se desligar da sua própria vontade de mudar aquela situação. Aos poucos, admite, está "virando a chave". Seu plano de vida é a curto prazo. "Quero tempo para mim".

CAPÍTULO 7 - LARISSA & THEO

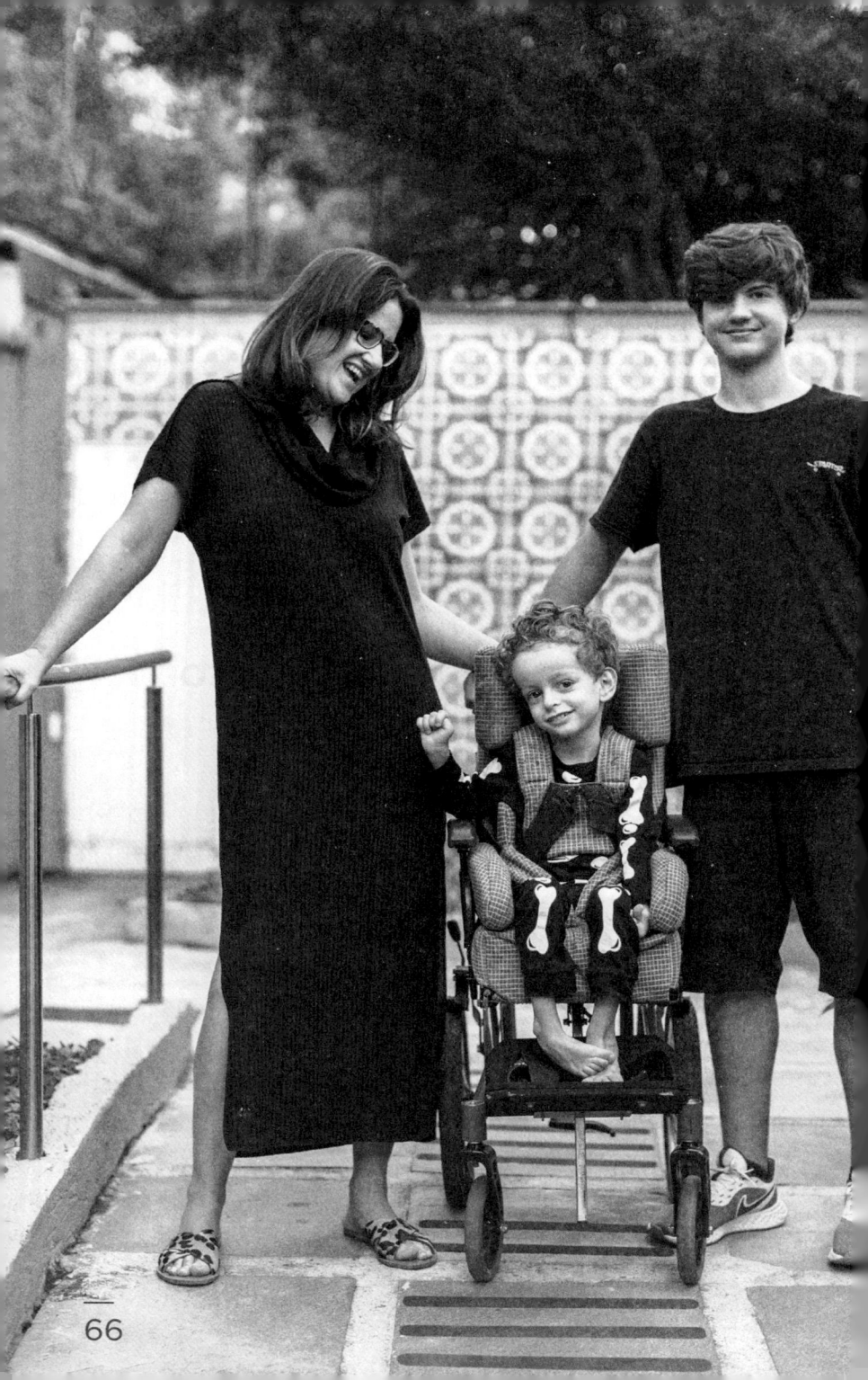

Mesmo sem nomeação oficial, pode-se dizer que a jornalista Larissa Carvalho, de 45 anos, é a embaixadora da campanha pelo teste do pezinho ampliado — exame que poderia ter detectado precocemente a raridade de seu caçula, Theo. Sua palestra no TEDx PUC Minas sobre o assunto já teve mais de 1,5 milhões de visualizações (até fevereiro de 2021) e a campanha para tornar o exame mais abrangente chegou a 600 mil assinaturas — a meta é 1 milhão, pelo menos. E como começou essa história? Larissa "matou os neurônios" do filho Theo, hoje com 5 anos, como ela costuma explicar.

Dito assim, parece crueldade. Mas trata-se apenas da verdade nua e crua. Theo é o segundo filho de Larissa. Nasceu com Apgar 9/10. Apgar é o teste de vitalidade feito nos recém-nascidos ainda na sala de parto e avalia as funções do bebê em uma escala de 0 a 10. Foi para o quarto com a mãe, mamou no peito e, dois dias depois, teve alta. O teste do pezinho deu normal.

Sim, você já viu esse filme antes. Lá pelos cinco meses, Larissa começou a desconfiar do comportamento do bebê. A cabeça não firmava, não pegava objetos. A jornalista tinha um filho mais velho e, naturalmente, comparava um com outro. Em um primeiro momento, achou que Theo estava ficando preguiçoso, porque passava muito tempo no colo. Aqui, o relato de Larissa vai tomar um rumo bem diferente do que o que acontece com 99,9% das famílias raras. Ao levar o filho ao pediatra, ele concordou com ela: havia algo errado com o Theo. Na avaliação dele, porém, nada tinha a ver com preguiça.

"Ele me disse para preparar o coração", conta a jornalista. Do consultório, Larissa levou Theo direto para fazer uma ressonância magnética de crânio. O exame mostrou que o menino havia perdido neurônios, justamente na área do cérebro que regula o tônus muscular e o controle motor. Por isso, o bebê não conseguia lutar contra a gravidade para sustentar a cabeça. A licença-maternidade de Larissa acabou em dois dias. Theo tinha um problema, não um diagnóstico.

Ela voltou ao trabalho e, em paralelo, iniciou uma busca para descobrir qual era a origem da deficiência do filho. Queria saber em que momento a perda dos neurônios ocorreu. Primeiro, procurou dois neuropediatras renomados. "Eu queria saber o que estava fazendo os neurônios morrerem. Não ia sossegar", diz ela. Ambos erraram no diagnóstico. Um disse que faltara ar no parto. O outro, que deveria ter sido um problema, talvez de oxigenação intra-útero, na gravidez. Larissa saiu das consultas desolada. Por via das dúvidas, voltou à obstetra que fez o parto. Ela assegurou que tudo correra bem.

Só nos primeiros meses da caça pelo diagnóstico, Larissa

67

perdeu 11 quilos. Peter, o pai de Theo, e Isa, a ajudante/babá, seguravam a barra quando podia, porque a jornalista chorava sem parar. Só conseguia se controlar quando entrava no ar, nas reportagens da Globo Minas. A família se organizou para dar uma rotina de tratamentos a Theo. Seguiram assim até o menino estar com 1 ano e 10 meses e Larissa procurar o Hospital Sarah Kubitschek, em Belo Horizonte. Ela se inscreveu pelo site da instituição, detalhando o caso de Theo. Foi chamada e, após as consultas iniciais, a equipe pediu uma série de exames. Larissa queria apenas uma investigação sobre a condição médica do filho, que lhe apontasse um norte.

O resultado indicou que Theo tem Acidúria Glutárica Tipo 1. Uma doença raríssima, que atinge um em cada 30 mil nascidos vivos. O paciente é incapaz de metabolizar a proteína. Ou, nas palavras da Larissa, todos nós temos, no organismo, "tesourinhas" para cortar os alimentos e transformá-los em todos os elementos que o corpo humano precisa.

A "tesourinha de Theo" para picotar proteína não funciona. Ela se acumula e libera um ácido que cai na corrente sanguínea e é fatal para os neurônios. A doença afeta apenas as células responsáveis pela transmissão dos impulsos nervosos. Basta mudar a alimentação, cortando as proteínas da dieta, que o problema está resolvido. Por isso, o diagnóstico precoce é fundamental.

Quem tem essa raridade só pode ingerir leite materno com orientação de nutricionista. Larissa matou os neurônios do filho ao realizar um dos atos mais básicos ligados à maternidade: a amamentação. No momento em que Theo "pegou no peito", começou a contagem regressiva para a doença mostrar as suas garras. Se a Acidúria Glutárica Tipo 1 é de fácil controle, os efeitos que provoca antes da dieta hipoproteica não têm a menor possibilidade de reversão.

Para entender tudo isso, Larissa precisou voltar aos tempos de escola. A Acidúria Glutárica Tipo 1 é uma doença genética de padrão de herança recessivo. "Lembra daquela história de azinho com azinho que a gente aprendia nas aulas de biologia? Pois é, pode gerar um filho com olhos azuis maravilhosos ou com a 'tesourinha' da proteína quebrada", compara ela. Larissa e o marido desconhecem ter o gene defeituoso.

Nunca tiveram sintomas e só descobriram com o diagnóstico de Theo. O filho não se senta, não anda e não fala. A parte cognitiva, no entanto, escapou ilesa. O menino entende tudo. Sua inteligência ficou intacta. A jornalista conta que ele reconhece os bichos, as cores e que aponta o céu antes da chuva. Fica agitado se a família sai de casa e esquece algo importante ou se, no trânsito, o sinal está vermelho e o carro não para.

Pequenas vitórias que valem muito para a família. Por enquanto, a ciência ainda não apresenta alternativas de cura para raros como Theo. O menino se locomove em cadeira de rodas e é completamente dependente. A alimentação correta pôs fim à morte dos neurônios, mas não há remédio ou tratamento para recuperar o que o filho de Larissa havia perdido. Então, o que resta? Redução de danos. Theo faz fisioterapia — oito sessões por semana —, fonoaudiologia, equoterapia, terapia ocupacional, comunicação alternativa e musicalização. Também vai à escola.

Por sinal, na hora de matriculá-lo, a família enfrentou uma barreira que, em pleno século XXI, ainda afeta os raros: encontrar uma instituição que aceite crianças com deficiências. "Os colégios particulares não querem. Simples assim", diz a jornalista. Foi esse, talvez, um dos primeiros testes de exclusão pelo qual Theo passou na vida. Larissa tentou duas escolas conceituadas. De ambas, saiu chorando. Na rede pública de ensino, a situação é bem diferente. Theo estuda em uma escola municipal, com direito a uma tutora para acompanhá-lo.

Como diz o ditado, há males que vêm para o bem. A Globo Minas paga auxílio-escola para seus funcionários. Larissa procurou o departamento de recursos humanos e perguntou se poderia negociar: em vez de usar o benefício em colégio, utilizaria nas terapias que Theo faz. "Foi a funcionária do RH que me deu a dica sobre a escola da prefeitura. E eu, que sempre via os serviços públicos com ressalvas, cheguei lá e quebrei a cara", admite a jornalista. A tutora de Theo o ajuda nas tarefas mais simples. Cabe a ela, por exemplo, segurar o lápis para que o menino possa aprender a escrever.

Larissa só tem elogios e, sempre que pode, orienta outras famílias a, primeiro, procurarem os serviços públicos. Na escola de Theo, a inclusão é algo que se leva muito a sério. Na festa junina, ele dançou em cadeira de rodas. No recreio, a tutora fica com ele no pátio, na caixa de areia, para que o menino possa interagir com outras crianças.

"Eles estão preparados para permitir que, do jeito dele, o Theo possa viver como uma criança qualquer, sem ficar passando vontade", diz a mãe. O mesmo comportamento que a família adotou: o caçula não fica o tempo todo parado em frente a um aparelho de televisão. Acompanha os pais e o irmão em todas as atividades em que isso é possível.

Não se trata de romantizar a doença rara, um erro que muitas famílias, por desinformação ou negação, acabam cometendo. Larissa afirma que não tem "grandes expectativas ou esperanças" em relação ao futuro do Theo ou a uma melhora significativa de seu quadro de saúde. Os médicos são taxativos. Não há o que fazer em relação aos neurônios perdidos.

Provavelmente, ele nunca vai falar ou andar. Se a realidade

se apresentou dessa forma, a família pôs os pés no chão e se organizou para viver da melhor maneira possível. "A gente vai se desdobrando e ajeitando", afirma a jornalista.

Como a maioria das famílias raras, os pais de Theo também lidam com os altos custos de tratamento ou, quando necessário, de remédios. Muitos precisam recorrer à Justiça para garantir o acesso dos filhos a medicamentos de valores exorbitantes até para milionários. Larissa e o marido vêm aprendendo a combinar todas as possibilidades. A prefeitura de Belo Horizonte, por exemplo, oferece um determinado número de sessões da maioria das terapias que Theo faz. Para complementar, ele também é atendido em clínica particular, com o benefício do empregador da jornalista. Com auxílio da Justiça, Larissa conseguiu obrigar o plano de saúde a garantir mais consultas.

Outro caminho que ela sugere aos pais raros percorrerem: as universidades. Os alunos de reabilitação dependem de aulas práticas e os professores sempre oferecem vagas para quem quer se tratar com os futuros profissionais. Theo já fez fonoaudiologia na Universidade Federal de Minas Gerais. "Sempre tem um serviço público de qualidade. A questão é pesquisar", ensina a jornalista. Aperta daqui, aperta dali, e a família vai levando. Lógico que, com a doença de Theo, a situação financeira mudou radicalmente."Você aprende a ajustar as suas prioridades.Se uma cadeira de rodas vai melhorar muito a vida do Theo, você decide na hora", diz Larissa.

Com o nascimento do caçula, morreu o sonho de "filho perfeito", que a jornalista cultivava desde o nascimento de João, o mais velho, de 15 anos. Theo também tem uma irmã, Mariana, de 17, do primeiro casamento do pai. Os dois simplesmente adoraram o irmãozinho raro. Quando Theo resolve emburrar para comer, Mariana assume a tarefa e distrai o garoto até conseguir, não importa quanto tempo leve e quanta paciência ela precise ter.

João, entre outras demonstrações de afeto, já carregou o caçula nas costas, em uma trilha na montanha. Os pais temeram que o peso fosse excessivo para o adolescente, mas ele respondeu que levaria o caçula de qualquer jeito. "Eles estão sempre agarrando o Theo, beijando, abraçando, dizendo que o amam. Ele morre de rir", conta Larissa.

Os espíritas, conta a jornalista, garantem que Theo escolheu a família onde queria nascer e que tudo estava combinado entre eles desde tempos imemoriais. A jornalista nem é muito crente ou religiosa, mas, de todas as teorias espirituais que ouviu, essa teve o poder de acalentar seu coração. Larissa não é mãe de ficar parada esperando o destino. Tudo que vivenciou com Theo se transformou em informação, compartilhada com as famílias que a procuram. Ela tem, por exemplo, uma lista de advogados que cobram preços acessíveis para acionar planos de saúde na Justiça. Também explica como procurar os serviços de saúde em universidades federais ou estaduais ou a rede pública de assistência municipal.

Se há algo que incomoda Larissa é ver como tantas famílias demoram a conseguir um diagnóstico, independentemente da doença rara que seus filhos têm. Muitas vezes as pessoas se aproximam porque, ao conhecerem a história ou verem fotos de Theo, consideram que o caso é parecido. "Sempre me perguntam: qual é o nome do exame que ele fez, para eu pedir para o pediatra?", conta ela. "A primeira resposta é: custa muito caro, mas tem na rede pública".

A partir daí, a jornalista lista instituições que oferecem o teste que diagnostica a Acidúria Glutárica tipo 1. A decisão de se tornar uma porta-voz da bandeira das doenças raras partiu de uma constatação. Esse universo ainda não faz parte do cotidiano da maioria dos profissionais de saúde.

Ao ver Larissa narrar sua dificuldade para chegar ao diagnóstico de Theo, relembro todas as provações que enfrentei para chegar a uma conclusão sobre a condição médica de meus filhos. Evidente que há uma defasagem entre o que a ciência está estudando e o que os médicos fazem na prática. No caso das doenças raras, porém, a desinformação pode matar. Tanto em sua experiência pessoal quanto nas reportagens que faz sobre o tema ou no contato com outras famílias, Larissa observa um desinteresse em buscar alternativas diante de um quadro clínico pouco comum.

No caso de Theo, apesar de ter recorrido a um neuropediatra renomado, esbarrou na teimosia com o diagnóstico de falta de oxigenação no parto. "Não há sequer um protocolo para estudo de caso de doença rara na gaveta. Eles se deparam com uma doença que desconhecem, dão uma explicação óbvia e não procuram estudar ou se aprofundar", critica a jornalista. Larissa está certa. Pior: situações como essa se repetem com dezenas de famílias raras em todo o país. Parte do problema tem solução. O teste do pezinho ampliado.

Hoje, o teste do pezinho detecta seis doenças — Fenilcetonúria, Hipotireoidismo Congênito, Fibrose Cística, Doenças Falciformes e outras Hemoglobinopatias, Deficiência da Biotinidase e Hiperplasia Adrenal Congênita. O ampliado vai mapear outras 47, totalizando 53. Entre elas, a de Theo. Não foi à toa que Larissa se empenhou tanto para, em paralelo a seu trabalho de repórter, produzir um documentário sobre a importância da expansão do exame. Quase dez mil crianças são diagnosticadas com doenças raras todos os anos. O teste do pezinho ampliado poderia antecipar a identificação da maioria delas, permitindo um tratamento mais rápido e mais eficaz.

A viralização da palestra no TEDx PUC Minas abriu muitas portas. Tornou Larissa mais conhecida fora de Minas Gerais e fora do circuito de famílias raras. "Sou apenas uma mãe que sofre, não se conforma e não se cala", diz ela. E que compra brigas. Uma das últimas é sobre o real número de acometidos pela Acidúria Glutárica do tipo 1 no Brasil. A literatura médica fala em 1 caso para 30 mil nascidos vivos. O Ministério da Saúde tem registrado 1 caso para cada 150 mil bebês. "É evidente que há uma subnotificação grande aí. Como ficam as famílias que sequer conseguem um diagnóstico?", indaga.

A prevalência da Acidúria Glutárica do tipo 1 é similar a das outras doenças raras que o teste do pezinho ampliado detecta. "Pensa bem: é absurdo permitir que dez mil brasileiros, a cada ano, fiquem com sequelas por causa de síndromes que um exame simples pode diagnosticar", diz a jornalista. Não apenas pelo absurdo de impor um sofrimento desnecessário aos raros, mas, também, pela questão do custo com os tratamentos. Nesse aspecto, deixa de ser uma condição pessoal para se tornar um problema de saúde pública.

O ativismo por causa das doenças raras dá a Larissa uma certa recompensa em relação a todas as expectativas que criou na gravidez de Theo e que jamais verá se tornarem realidade. Quando o menino nasceu, o primogênito já estava com 10 anos e ela imaginava que, com o desenvolvimento do caçula, teria a casa preenchida com os sons da infância: bola batendo na parede, choro por um joelho ralado e os gritos de mãe. Nunca ouviu o caçula chamá-la de mãe. E sabe que não vai ouvir.

CAPÍTULO 8 - LUCÉLIA & HEITOR

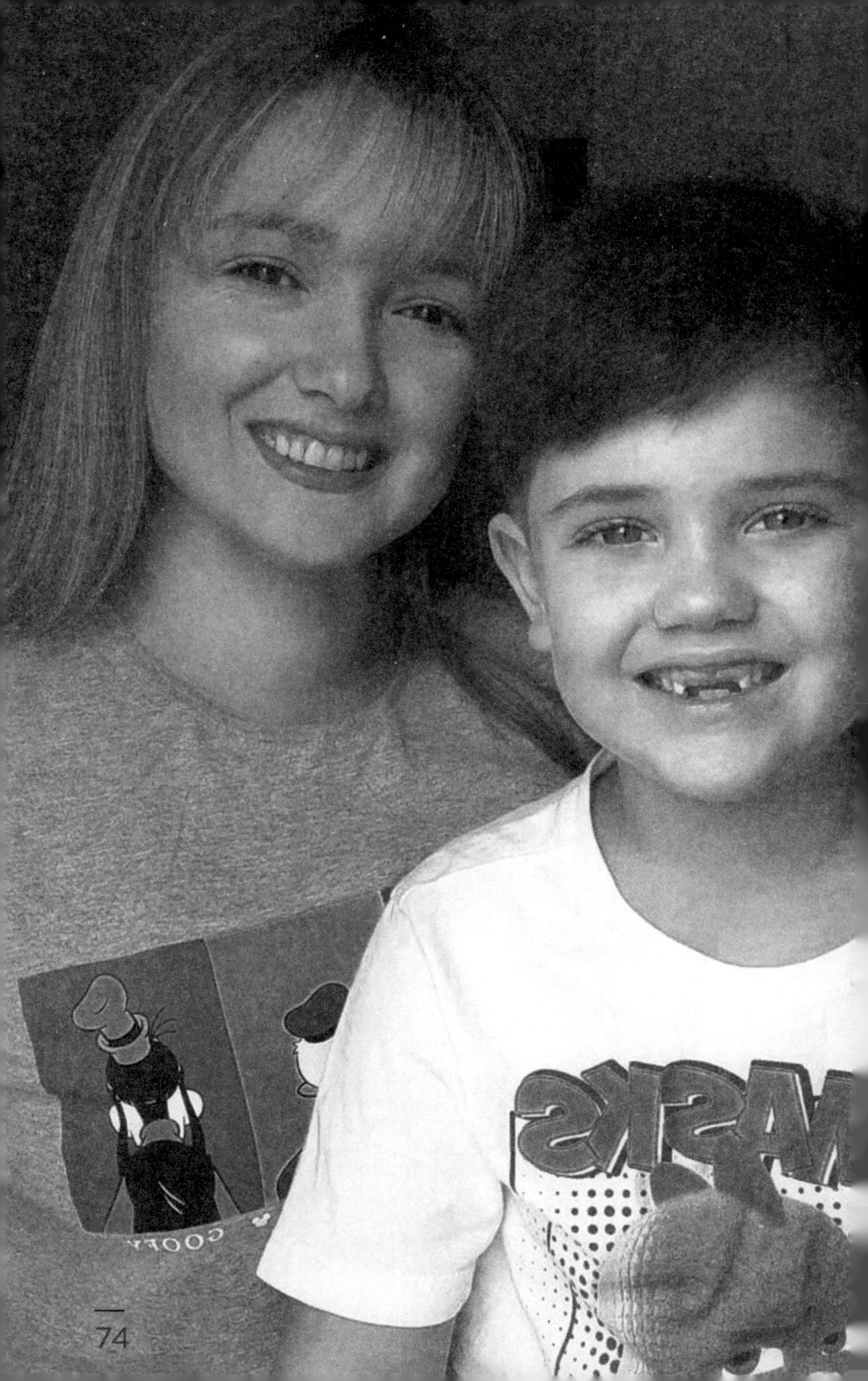

Diagnóstico precoce, tratamento adequado, vida normal. Esse é o tripé dos sonhos de qualquer paciente de doença rara. Muitas vezes, essas histórias, digamos, bem-sucedidas, acabam se perdendo em meio a tantos casos dramáticos com que lidamos diariamente. Só que falar das famílias e dos raros que, no cotidiano, vencem com menos sofrimento a batalha pela vida funciona como um sopro de esperança. Ouvir a professora Lucélia Storary contar sua jornada com o pequeno Heitor é um alento. Heitor é uma das crianças brasileiras salva pelo teste do pezinho.

O teste, que se tornou obrigatório em 2001, detecta rapidamente a fenilcetonúria, uma doença congênita e genética, que pode provocar danos cerebrais graves se não tratada precocemente. A Sociedade Brasileira de Pediatria estima que a síndrome afeta um em cada 12 mil nascidos vivos. Há muitos raros por aí, vivendo com sequelas, que nasceram antes da obrigatoriedade e levaram anos para obter um diagnóstico.

O filho de Lucélia, porém, foi diagnosticado com 40 dias de vida. Um baque na família. Ou, como a própria professora define, "um terrível sentimento de luto". Nem ela nem os mais próximos faziam ideia do que se tratava. Ainda mais porque, ao contrário de outras mães raras, os primeiros dias de vida de Heitor foram tão normais que ela não suspeitava de qualquer coisa errada.

Ao rememorar esse período, ela consegue identificar os sintomas da doença. Heitor chorava sem parar. Tomava remédio para cólica — uma das causas mais comuns de irritabilidade em bebês — e nada. A pele também era áspera. Pomadas não resolviam. As pessoas, porém, garantiram que se tratava do efeito do calor. O menino vivia pelado, sem que isso tornasse a derme dele mais macia. A professora tentava resolver tudo com a amamentação. Só que Heitor, assim que deixava o peito, começava a chorar. Ela reiniciava o processo. Ele adormecia. Ela fechava os olhos. O bebê tirava um cochilo e voltava a chorar sem parar.

Lucélia estava "quase enlouquecendo" quando saiu o resultado do teste do pezinho. Um balde de água fria. Um exame de rotina se tornara, de repente, uma doença de nome complicado. As primeiras informações contribuíram para assustá-la ainda mais. Lucélia achava que Heitor ia passar fome, que ia viver doente, porque a lista de coisas que ele não podia comer era gigante. Uma semana de desespero, chorando sem parar.

Pairava o medo de perder o menino. Aí, em um impulso muito comum de pessoas próximas a raros, correram para a internet para pesquisar. Para quem está em desespero, qualquer pingo é letra. Lógico que há ótimas informações sobre doenças raras em páginas conceituadas, mantidas por universidades, instituições de pesquisa ou organizações

75

não-governamentais que lidam com o problema. Agora, a quantidade de fake news... Um leigo tem, realmente, dificuldade para navegar entre a ciência e a "palpitologia".

"A gente leu tanta coisa ruim que podia acontecer com ele que achou que ia acontecer mesmo", diz Lucélia. Mas o susto passou e eles foram atrás de médicos. O centro de referência era na capital de Rondônia, Porto Velho, a 500 quilômetros da casa da família. Passaram uma semana lá, conversando com especialistas, que explicaram que a doença não tem cura. Há remédios para minimizar os sintomas e suplementos para compensar a falta de proteínas. O segredo para manter a fenilcetonúria sob controle está na dieta.

Segundo Lucélia, Heitor foi uma das primeiras crianças de Rondônia a ter um tratamento certinho e a iniciar o controle da doença precocemente. Isso aconteceu porque ela buscou informações com famílias de todo o país, que lhe indicaram especialistas variados.

A família chegou a se consultar com um médico de Cuiabá. O auxílio mais importante, porém, veio de uma médica de Minas Gerais, que a professora localizou na internet. Com ela, Lucélia entendeu o que era a doença e os cuidados que precisaria tomar com Heitor pelo resto da vida. Ou, pelo menos, até a ciência encontrar a cura. Ela não se fez de rogada. Desde então, segue à risca a dieta imposta ao menino.

"Ele nunca comeu nada proibido", orgulha-se a mãe, que aprendeu a cozinhar para ampliar o cardápio de Heitor sem oferecer alimentos que afetem a saúde dele. E olha que as opções da mestre-cuca do paciente raro são poucas. O garoto não pode ingerir nada de origem animal. Ou seja, carnes, leite, queijo, presunto estão fora. Cereais? Depende. Trigo, soja, feijão, ervilha, granola, não. Restam apenas frutas, legumes e verduras.

Para saber se tudo está ok, Heitor faz exames de sangue mensalmente. Quando bebê, a coleta era semanal, o que deixava o coração da mãe muito apertado. Além disso, ele toma um suplemento, com vitaminas e minerais, fundamental para compensar as deficiências provocadas pela não ingestão de proteínas. E o que ele sabe sobre a doença? "O máximo que uma criança de sete anos pode entender", conta Lucélia.

Como Heitor ainda é novinho, a professora nunca parou para dar uma lição mais completa sobre a fenilcetonúria. Desde pequeno, porém, ele sabe que há alimentos que pode e outros que não pode comer. E, se manda aquele tradicional "por quê?" — toda família passa por essa fase de perguntas intermináveis, não? — Lucélia apenas diz que, se ele ingerir algo proibido, vai ter uma "febrinha". Heitor também sabe que sem a dieta, poderia ter algum tipo de "machucado na cabeça". Foi a forma lúdica que Lucélia encontrou para explicar ao menino uma das consequências mais graves da fenilcetonúria não diagnosticada: o atraso no desenvolvimento mental. A doença pode, ainda, provocar atraso no desenvolvimento neuropsicomotor, hiperatividade, convulsões, tremores e microcefalia, entre outros sintomas. Deu certo. Lucélia guardou vídeos em que Heitor mal sabia falar, e já apontava o que podia e o que não podia. Nos primeiros anos de vida, não havia grandes dificuldades com a alimentação controlada. Ou o garoto estava com a mãe e o padrasto ou ficava na casa da avó. Até que chegou a hora de ir para a escola. Com a parte cognitiva, problema algum.

Só que, um belo dia, Heitor chegou em casa com uma novidade: um amigo da escola o convidou para pernoitar. O coração de mãe ficou apertadinho. "Confiei. Sabia que ele era muito responsável", lembra Lucélia. Heitor foi e voltou sem comer nada proibido. Há pouco mais de um ano, a família se mudou do interior de Rondônia para Cacoal, uma cidade de 85 mil habitantes, distante cerca de 500 quilômetros de Porto Velho, a capital do estado. Lucélia queria que o menino frequentasse uma escolha melhor e pudesse fazer atividades extraclasse. Heitor logo enturmou-se no novo colégio, fez amigos e recebeu o primeiro convite para uma festinha. Lucélia deveria deixar o menino na festa em um determinado horário e voltar para buscá-lo algumas horas depois. Heitor adorou a ideia de se divertir só com os amigos. Precisaria, porém, enfrentar um teste de resistência em relação aos salgadinhos e docinhos.

No dia, no entanto, a professora estava trabalhando em outra cidade e deixou por conta do marido levar Heitor. Preparou uma marmita para ele, apenas com os alimentos da dieta. Também conversou previamente com a anfitriã para saber, por exemplo, se os sucos servidos na festa seriam naturais. Como diz o ditado, cautela e caldo de galinha não fazem mesmo mal a ninguém. No meio da farra, Heitor telefonou para a mãe. Queria confirmar se podia tomar o suco. "Quase chorei com o feedback da mãe do aniversariante. Foi incrível".

A situação fez Lucélia entender que, apesar da pouca idade, Heitor sabe de sua condição e tem responsabilidade suficiente para que ela confie nele. Agora, convites para outros eventos — ou até viagens para fora da cidade — já não causam tanto sobressalto. O garoto dá conta de suas limitações. Essa maternidade rara vem sendo construída aos poucos. Lucélia admite que a chegada de Heitor mudou completamente sua vida e suas ideias sobre o que era ser mãe. Ter um filho raro fez a professora buscar formas de ajudar outras pessoas a partir de sua experiência pessoal.

A Lucélia pré-Heitor era, nas palavras dela, "uma pessoa egoísta", que vivia "fechada em seu mundinho". Não fazia mal a ninguém, mas também não se mobilizava para estender a mão a quem quer que seja. Essa mãe e a mulher ficaram no passado. A Lucélia pós-Heitor aprendeu a "enxergar melhor as pessoas" e a auxiliar quem precisa até "com coisinhas mínimas". Deixou, como ela mesma diz, o "mundinho paralelo" e se tornou atuante na defesa dos direitos das pessoas raras. "A gente pode fazer milagres em coisas pequenas Mas eu achava que milagre era só um paraplégico voltar a andar", compara.

O que seriam "coisas pequenas"? Antes de Heitor nascer, Lucélia não dava a mínima atenção aos alimentos disponíveis no supermercado. Afinal de contas, podia comer de tudo. Por causa do filho, as compras se tornaram um verdadeiro garimpo para encontrar variedade. E ela percebeu o quanto é importante a sociedade em geral apoiar a luta por mais alimentos especiais nas prateleiras. "Se alguém ironiza uma pessoa vegana ou vegetariana na minha frente, eu explico logo que, graças a eles, meu filho passou a ter muito mais opções para se alimentar", diz a professora. Pois é. As dietas restritivas de pessoas raras, muitas vezes, são dribladas graças aos produtos trazidos ao mercado para atender aos que abriram mão de consumir alimentos de origem animal.

Mesmo vivendo fora dos grandes centros urbanos, Lucélia encontra, cada vez mais, novidades para o filho nas gôndolas dos supermercados. Para ela, trata-se de um "milagre de Deus" Heitor levar uma vida normal, com saúde. Ao ouvir o diagnóstico, a professora se sentiu perdida. Como daria conta de cuidar de uma criança que sequer poderia, por exemplo, tomar um café da manhã convencional, com leite, pão e manteiga?

Entre outras tantas dúvidas e falsas certezas, achava que Heitor ficaria tão fraco que não conseguiria se manter de pé. Nos primeiros momentos, foi difícil entender como ele nasceu com fenilcetonúria, se não havia registro de outros casos na família. Coube ao médico explicar que tanto ela quanto o pai do garoto, já falecido, tinham o gene recessivo da doença. Heitor herdou os dois.

O nascimento de Heitor também bagunçou a cabeça do pai biológico do garoto. Em uma situação muito comum em famílias de pessoas raras, ele preferiu se afastar. Levou tempo para entender o que estava acontecendo e se reaproximar do menino.

Quantas vezes a professora ouviu essa mesma história na voz de outras mães de crianças raras? Só que, no caso de Lucélia, a narrativa é diferente. Ela se separou ainda na gravidez e, quando Heitor foi diagnosticado, a professora já namorava o atual marido, a quem seu filho chama de pai. Esse núcleo familiar, estabelecido em um momento tão delicado, mantém-se firme e forte.

Logo após o parto, os médicos explicaram a Lucélia que, se quisesse outro filho, deveria fazer um exame genético prévio, para verificar a possibilidade de o bebê nascer com fenilcetonúria. Como já estava separada do primeiro marido, ela ignorou a informação. Só que, agora, casada pela segunda vez há sete anos, a ideia de aumentar a família ganhou força. Heitor, por sua vez, também passou a cobrar um irmãozinho ou irmãzinha. Caso engravide, a professora tem dúvidas se fará o teste genético para avaliar a chance da doença. Está quase convencida de que prefere esperar o que vier pela frente. Motivo: ela já "aceitou" a fenilcetonúria e as limitações que a doença impõe.

Que ninguém pense que se trata de uma visão romantizada da doença. Lucélia já passou por momentos muito difíceis, em especial no que se refere à batalha jurídica para obter um medicamento que, desde 2019, o Sistema Único de Saúde disponibiliza para quem tem essa condição. Em contrapartida, ela reconhece que a raridade de Heitor não o impede de levar uma vida normal. Sejamos justos. Limitações, todos temos. "Conversar com outras mulheres que têm filhos raros te dá uma outra perspectiva de vida", diz Lucélia.

Ajuda, por exemplo, para que ela escute a vivência de outras famílias em que uma criança tem alguma condição médica e as outras, não. A partir desses papos, ela acredita que já sabe o que fazer se, porventura, engravidar e tiver um bebê não raro. A professora pretende se sentar com Heitor e ter uma conversa séria com ele, explicando tim-tim por tim-tim de sua condição médica. Em minha caminhada pelo universo das doenças raras, aprendi que famílias com uma rede de apoio sólida — ainda que formada por desconhecidos — enfrentam muito melhor as vicissitudes que a vida vai lhes apresentar. Para Lucélia, conhecer outros pais, mães e pessoas raras, ainda que virtualmente, foi uma salvação.

"É uma troca de amor", conta a professora. "Você aprende e ensina. Os grupos se ajudam muito, as pessoas se tornam seus amigos de infância", acrescenta ela. Juntos, sentem-se (e, certamente, são) mais fortes. Alguns temas estão sempre na ordem do dia, como a necessidade de ampliar o teste do pezinho, para que, em vez de seis doenças, ele detecte 53.

Em um desses grupos, Lucélia conheceu pessoas diagnosticadas tardiamente com a fenilcetonúria. A qualidade de vida de adultos com a doença é precária. Como falamos, há graves sequelas no sistema nervoso e no desenvolvimento cognitivo. Cabe lembrar que a doença é uma das mais traiçoeiras entre as raras, embora tenha um diagnóstico simples e precoce. Se Heitor comer algum alimento proibido, nada acontece com ele de imediato. Por sinal, pode ingerir proteína por vários dias. Não há sintomas visíveis a curto prazo.

Com o passar do tempo, o paciente pode se queixar de dor de cabeça ou apresentar confusão mental, que leva a um estado de irritação. Depois surgem as convulsões e outros sintomas que chegam a ser diagnosticados, erroneamente, como consequência de transtorno do espectro autista. Apenas o exame de sangue aponta o curto-circuito no organismo. As alterações provocadas pela fenilcetonúria são irreversíveis.

Então, as famílias precisam ser vigilantes 24 horas por dia, sete dias por semana. Com isso, o paciente raro segue sua vida sem maiores contratempos. Pena que uma explicação tão simples nem sempre seja facilmente assimilada. Na primeira escola que frequentou, a timidez do menino foi avaliada como atraso no desenvolvimento, sem que houvesse qualquer diagnóstico que indicasse essa condição.

Ao saber o que estava acontecendo, a professora ficou "fula". Mas não conseguiu reagir. Chorava sem parar. Como profissional de educação, ela sabia que não há nada mais prejudicial do que separar estudantes com base em um suposto desempenho acadêmico. Ainda mais em se tratando de crianças tão pequenas.

Nesse momento, Lucélia decidiu que Heitor precisava de um ambiente mais inclusivo e resolveu procurar outro lugar para morar. Da experiência, ficou um ensinamento: ela não conta para todo mundo o que o menino tem. Limita-se a explicar o básico para ele ser acolhido como qualquer outra criança. Na nova escola, por exemplo, avisou ao diretor sobre as restrições alimentares do filho e explicou que ele levaria seu próprio lanche. Pediu ainda que lhe telefonasse em qualquer ocorrência.

Heitor foi plenamente acolhido, sem preconceito algum. Lucélia atribui a dificuldade em aceitar uma criança rara ao fato de que, muitas vezes — e não necessariamente por maldade, eu acrescentaria — quem tem contato com elas costuma colocá-las como incapazes. Na vida real, não funciona assim. Portanto, informação é poder e ela só compartilha o que realmente precisa com pessoas fora do círculo mais próximo. Lucélia já chorou muitas vezes ao conhecer mulheres que trabalhavam sozinhas e sem condições financeiras para oferecer o mínimo a suas crianças raras. Com uma situação financeira estável, ela faz todas as vontades possíveis de Heitor.

"Morango em Rondônia é caro. Mas ele adora. Então, deixo de comprar alguma coisa para mim e para meu marido. O Heitor não vai ficar sem os morangos", diz ela. O mesmo vale para a farinha especial, importada, com a qual Lucélia faz pão. Um produto acessível para poucos.

A professora, porém, descobriu que a prefeitura da cidade ajuda famílias com doenças raras e as orienta a procurar os caminhos oficiais. Tristezas e problemas à parte, a fenilcetonúria fez brotar uma chef criativa. Lucélia faz mil e uma combinações de alimentos. Heitor, marotamente, arruma cada tarefa para a mãe. Outro dia pediu hambúrguer. A professora pensou, pensou, pensou e encontrou a solução.

Lucélia fez um purê de beringela, amassou e moldou como um hambúrguer. Com farinha especial e pão. Serviu com batatas fritas. O garoto ficou exultante. De tudo que ele pediu, apenas uma coisa não deu: creme de avelãs. Tudo na composição faz mal a Heitor. A pediatra sugeriu que ela desse uma colher de chá, para ele provar. Lucélia ficou com medo de ele não resistir e comer escondido. Preferiu conversar com o garoto e explicar. Ele aceitou. Sabe que a mãe está ao seu lado nessa luta. A tal ponto que inventou uma receita de ovo de chocolate apenas para o filho participar das brincadeiras de Páscoa.

    Nada mal para alguém que, antes de ser mãe, mal sabia fazer o básico em uma cozinha. Ela já flertou com a ideia de escrever um livro com as receitas. Faltou tempo, já que precisa conciliar os cuidados com Heitor com as aulas de língua portuguesa para estudantes do 1º ao 3º anos do Ensino Médio. O menino diz que quer ser artista de cinema. "Meu filho vai ser o que ele quiser", afirma Lucélia.

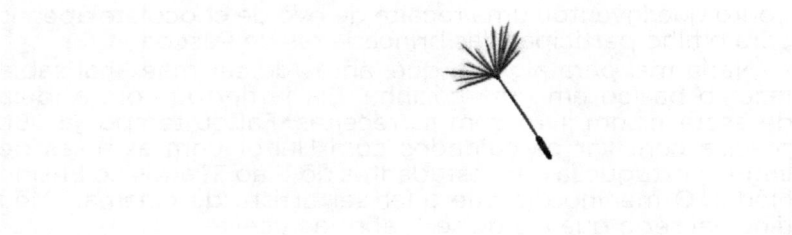

CAPÍTULO 9 - MAYARA & MARIA CLARA

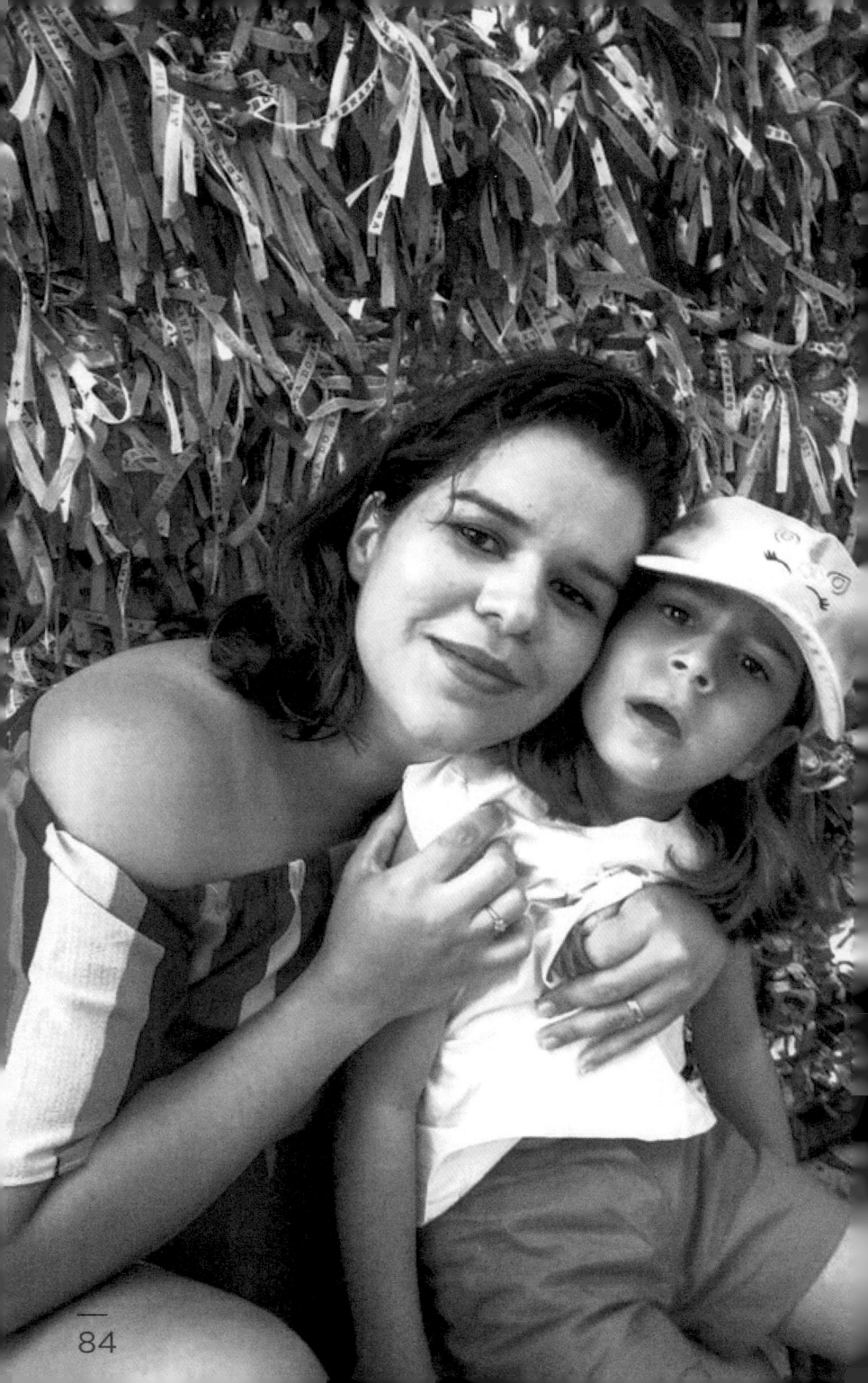

Quando a Maria Clara fez dois anos, sua mãe, a enfermeira Mayara Ferraz Pierote, achou que estava na hora de ela ir para a escolinha. A menina falava pouco, mas muitas crianças demoram mesmo a destravar. Por via das dúvidas, recomendaram que ela fizesse fonoaudiologia. Tudo dentro do previsto.

Com três anos, seguia o desenvolvimento normal de uma criança embora Mayara, até por experiência profissional, achasse que, talvez, ela estivesse um pouquinho atrasada. A fonoaudióloga, porém, acreditava que, com as sessões e a entrada na escolinha, Maria Clara começaria a falar. Até que, um dia, Maria Clara acordou estática, com os olhos arregalados e sem resposta. Estava com uma crise convulsiva, do nada. Mayara e o marido, José Márcio, partiram para socorrê-la. Detalhe: moram em Livramento de Nossa Senhora, na entrada da Chapada Diamantina, na Bahia. A cidade grande mais próxima é Vitória da Conquista, que fica a três horas de carro.

Começava aí a saga da menina. Consultas com neuropediatra e exames. Tudo normal. Seria necessário fazer avaliações mais complexas, que demandam as viagens entre Livramento de Nossa Senhora e Vitória da Conquista. Muitos quilômetros rodados em idas e vindas e nada de diagnóstico. As crises convulsivas não paravam e a neuropediatra recomendou um anticonvulsivante. Algum tempo depois, Mayara observou um tremor nas mãos da filha, mas atribuiu a algum efeito do remédio.

O tique-taque do relógio não deixava Mayara descansar. Um mês para buscar o resultado de um exame soava como uma eternidade. Em algum momento, os médicos de Vitória da Conquista sugeriram que a família fosse para Feira de Santana, em busca de mais recursos. São sete horas de carro para ir e outras sete para voltar.

Em Feira de Santana, Maria Clara poderia fazer um exame do líquor, já que as tomografias e os exames de sangue não apontavam nada de anormal. Mayara relutou. Sabia que, por trás daquele pedido, havia a suspeita de algo muito grave. Para quem está no processo de buscar um diagnóstico, esse momento pode ser torturante.

Maria Clara piorava a cada dia. Era isso ou nada. E ainda haveria um novo obstáculo: o exame genético. O plano de saúde disse não. Mayara e José Márcio recorreram à Justiça. Venceram. Levou um ano para a enfermeira obter a informação que tanto buscava. Um ano de viagens intermináveis, dezenas de consultas, exames de todos os tipos.

Maria Clara era uma criança rara. Muito rara. Como lidar com o fato de que você tem uma criança com desenvolvimento normal em casa e, de repente, recebe um diagnóstico assim? Que sua filha tem uma doença que só acomete um em cada 200 mil nascidos vivos? Que ela poderia parar de andar, falar,

—
85

enxergar? E, pior: que não há nada a fazer?
Mayara ficou perdida. Atordoada pelo luto da notícia, sequer sabia para onde caminhar. Apesar da formação na área de saúde e da vivência em hospitais, jamais ouvira falar na doença de Batten ou LCN tipo 2. Não para menos. Trata-se de uma doença degenerativa do cérebro, que "apaga" as habilidades adquiridas até o momento em que surgem os primeiros sintomas.

No período entre a primeira convulsão e o diagnóstico, Maria Clara perdeu a capacidade de andar sozinha. Para caminhar, precisava de auxílio. Evidente que o claro retrocesso no desenvolvimento da menina deixou a enfermeira desesperada. Saber o que afetava a filha só contribuiu para piorar a inquietude de Mayara. "A gente precisava percorrer uma estrada totalmente desconhecida. Sem ter a menor ideia de onde ela ia nos levar", diz a enfermeira. A primeira luz no fim do túnel surgiu graças à Associação de Familiares, Amigos e Portadores de Doenças Graves.

A entidade informou que havia uma nova medicação. De alto custo e, à época, não aprovada para uso e não disponível no Brasil. Eis aí a esperança para as pessoas com LCN tipo 2, uma doença sem cura. Antes dessa droga, a medicina oferecia apenas paliativos aos acometidos, tentando garantir-lhes uma melhor qualidade de vida. Mayara sequer titubeou. Recorreu à Justiça. Se tivesse um remédio, Maria Clara teria acesso a ele, custasse o que custasse. De esforço e luta, lógico, porque condições financeiras, a família não tinha e não tem. Cinco meses brigando nos tribunais. Neste meio tempo, o laboratório dono da patente conseguiu a aprovação da Agência Nacional de Vigilância Sanitária.

Maria Clara foi a primeira brasileira a passar pelo novo tratamento. Para poder atendê-la, os médicos tiveram que viajar à Argentina para aprender a usar a droga, que é aplicada por meio de infusões no cérebro. Maria Clara passou por uma cirurgia para implantar um cateter na cabeça. De 15 em 15 dias, sua família sai de casa, enfrenta uma viagem de nove horas de carro até Salvador, para que a menina possa se tratar. "Nada é por acaso. O diagnóstico da Maria Clara veio juntamente com a oportunidade de medicação. Até então, não havia nada para quem tem a doença de Batten", diz Mayara.

O prognóstico para esses raros era mesmo terrível. Sem a infusão, só lhes restava passar uma série de terapias para manter um mínimo de qualidade de vida. Fisioterapia, psicoterapia, musicoterapia, terapia ocupacional e remédios anticonvulsivantes ajudam, mas não evitam o progresso da doença. Por maior que seja o sacrifício do tratamento quinzenal, a família viaja com o coração tranquilo. Em geral, saem de Livramento no domingo à noite, em um carro com motorista cedido pela prefeitura da cidade. Maria Clara é internada na UTI, para o caso de precisar de algum suporte, e faz a infusão por quatro horas. Quando termina, a família faz o itinerário de volta.

Para tentar tornar menos pesada essa rotina, Mayara morou com Maria Clara por um ano em Salvador. Um anjo cruzou o caminho delas nesse momento. Jussara, a sogra da irmã de Mayara, abriu as portas de sua casa e bancou as despesas. Mesmo assim, ficou pesado para a família e elas precisaram voltar para casa. Assim, se passaram dois anos desde a primeira sessão de terapia da menina. Os resultados são visíveis. A doença parou de avançar. As crises convulsivas também ficaram no passado. Cada vez que Maria Clara convulsionava, Mayara sentia como se perdesse um pouquinho de esperança. Maria Clara, infelizmente, não vai recuperar o que perdeu. Porém, há chances de a LCN tipo 2 não ampliar os seus danos, dizem os neurologistas.

A menina ganhou tempo para esperar por novos medicamentos e, quem sabe, tratamentos que levem à cura. Tempo também para a enfermeira descobrir outros métodos para ajudar a filha. Os médicos afirmam que o que está perdido, só com muita fisioterapia e reabilitação. Mayara faz exercícios com a menina todos os dias, por muitas horas. "A medicação não resolve o que ela perdeu. Mas ela precisa estar forte para viver melhor e esperar pela cura", aposta Mayara.

Maria Clara está mais estável e a enfermeira conseguiu, assim, tomar fôlego para enfrentar sua missão. Com serenidade, a família foi buscar a origem do problema da menina. Até o diagnóstico, nunca haviam sequer ouvido falar na doença de Batten. Mayara e o marido são primos. Nas doenças de origem genética, os médicos sempre dão atenção especial à consanguinidade. Na família de ambos, há casos de Síndrome de Down e de outros tipos de deficiência mental não diagnosticados. A enfermeira, inclusive, suspeita que um primo, já adulto, pode ter também a doença de Batten, talvez em um grau mais leve, já que apresenta, desde pequeno, os sintomas mais clássicos, como a dificuldade para caminhar e a perda de visão.

Nunca foi diagnosticado. A família não teve recursos para pesquisar. Situação muito comum no universo das doenças raras. Mayara conta que a tia criou o rapaz sozinha e que chegou a cogitar levá-lo a São Paulo, para se consultar com um especialista. Infelizmente, não conseguiu. O caso de Maria Clara reacendeu a esperança de, quem sabe, buscar uma resposta para ele. Enquanto isso, a enfermeira tenta organizar uma rotina para a filha que inclui a volta à escola. Maria Clara deixou a escolinha quando a família se mudou para Salvador. Na volta, Mayara chegou a matriculá-la em um colégio, por recomendação médica, para permitir a socialização da criança. Veio a pandemia e a menina acabou ficando em casa. "A Maria Clara tem compreensão de tudo e manifesta vontade de ir para a escola", conta Mayara, lembrando que a limitação da fala e dos movimentos não seria um empecilho.

A mãe aprendeu a entender tudo o que a menina quer e garante que a filha não esconde seu desagrado quando contrariada. "Se eu falo com ela em um tom mais irritado, ela fica brava comigo", diz Mayara. "Quando ela quer uma coisa, sai de baixo". Uma coisa, em geral, são os brinquedos. Cabe lembrar que os acometidos da doença de Batten, em geral, não têm perdas cognitivas e, portanto, compreendem tudo que se passa ao seu redor. Na capital da Bahia, Maria Clara fazia alguns tratamentos paralelos, além da fisioterapia, fonoaudiologia e equoterapia. Mayara aprendeu muito acompanhando as sessões da filha. Graças a um benefício que a menina recebe do INSS, pode comprar alguns equipamentos para a filha se exercitar, como extensor, bola e o parapodium. A casa virou uma mini-academia. A fisioterapeuta acompanha os exercícios de forma virtual.

Todo o esforço de Mayara tem um objetivo claro: a enfermeira sonha em ver a filha fora da cadeira de rodas. Hoje, a ciência ainda não oferece opções para a menina voltar a andar. Mas quanto mais a musculatura de Maria Clara estiver forte, mais chances ela terá, se a medicina descobrir algum remédio ou tratamento para recuperar os movimentos perdidos. Maria Clara acorda, toma café da manhã e faz a primeira série de exercícios do dia. Após o almoço, descansa um pouco e faz algumas atividades pedagógicas. Mayara lê livros e gibis ou conta histórias para a filha. Ela jura que jamais pensou em ser professora, mas como diz um antigo ditado, atribuído ao filósofo grego Platão, "a necessidade é a mãe da invenção".

Ou da reinvenção. Sem poder trabalhar como enfermeira, por causa dos cuidados com a filha, Mayara ajuda José Márcio — companheiro de todas as horas na atenção com a menina — no sustento da casa fazendo quitutes para vender. No começo, cozinhar servia apenas como uma terapia, um momento em que ela relaxava das preocupações com Maria Clara. Ela admite que não teria coragem de deixar a menina com outra pessoa. De receita em receita, a enfermeira começou a arrancar elogios de quem provava sua comida. Resolveu partir para a fase dois: fazer propaganda de seus bolos de pote, coxinhas, pastéis e mini-pizzas. Maria Clara é a provadora oficial, já que não tem restrições alimentares.

Além de experimentar o tempero da mãe, Maria Clara tem direito a uma dieta especial. Em consulta com uma nutricionista, Mayara descobriu o poder dos alimentos cetogênicos. Entre outros benefícios, eles ajudam a melhorar a postura e a atenção. A partir daí, a enfermeira passou a evitar certos produtos e priorizar outros no cardápio que prepara para a filha.

Exercícios, alimentação especial, terapias alternativas e muita fé para enfrentar um dos maiores dramas na vida dos raros: a interrupção no fornecimento da medicação. Como são drogas caras e fornecidas pelo governo, os doentes e suas famílias dependem, muitas vezes, da Justiça, para manter o fornecimento, pois perder uma ou duas sessões das infusões causa prejuízos irreversíveis. Para se dedicar exclusivamente às demandas da menina, Mayara abriu mão de ter outros filhos. O marido tem um garoto de 10 anos, de um relacionamento anterior. Os meio-irmãos se adoram. Interagem, brincam juntos. O enteado também dá a maior força nas tarefas domésticas. Os cuidados com a paciente rara serviram para unir a família.

Como expliquei antes, a doença de Maria Clara é das mais raras. Mayara soube, há pouco tempo, que a equipe que atende a menina em Salvador foi contactada por médicos do Ceará, que haviam diagnosticado outras três crianças. Os especialistas baianos fizeram o treinamento online dos colegas cearenses e a medicação já foi disponibilizada para eles.

Em 2020, os médicos de Maria Clara também haviam se comprometido a preparar um time em Vitória da Conquista, para que ela pudesse se submeter ao treinamento em uma cidade mais próxima de casa. Com a pandemia, o planejamento foi adiado. Apesar de todas as dificuldades, Mayara não se queixa. "Todo esforço vale a pena para ver a minha filha bem. Eu dou graças a Deus que ela tem a medicação", diz a enfermeira. "A gente não ia ficar de braços cruzados, vendo a doença avançar".

Antes do coronavírus, a família se deslocava de ônibus para Salvador. Com o isolamento social, a ligação foi interrompida. Quando o serviço voltou, os médicos consideraram muito arriscado expor a menina ao transporte coletivo. Foi então que a prefeitura de Livramento disponibilizou o carro com motorista. Como o trajeto é longo, José Márcio se alterna com o piloto do município durante a viagem de ida e volta.

A enfermeira acredita que a vivência com uma criança rara não apenas deve, como precisa ser compartilhada. Lá no começo da trajetória de Maria Clara, a própria Mayara se sentiu acolhida ao encontrar outras famílias com a doença de Batten. Portanto, o coração está sempre aberto para ouvir e conversar com quem passa pela mesma situação. "É o mínimo que eu posso fazer. Retribuir o apoio que recebi", conta Mayara. Muitas vezes, a enfermeira conversa — agora virtualmente — com mães que ainda não têm diagnóstico ou que já sabem a doença dos filhos, mas não venceram a batalha judicial pela medicação. Na primeira tentativa, a Justiça negou a medicação a Maria Clara.

Mayara ficou sem chão. Como poderia existir um remédio

no mundo e a filha não ter acesso a ele? Coube a advogada da associação de pacientes raros que ela frequentava acalmá-la. Avisou que, em geral, processos dessa natureza são rejeitados na primeira análise e que cabia recurso. Deu certo. A enfermeira sempre conta essa história, para serenar o coração de quem está no centro do furacão. Outra lição que levou para a vida: sempre agir de forma positiva, mesmo que o problema pareça não ter solução. "Quando eu penso em tudo que passei, percebo que Deus colocou profissionais excelentes no nosso caminho, para ajudar a Maria Clara", diz ela.

De tudo que estudou sobre a doença de Batten, ficou uma certeza: o teste do pezinho ampliado precisa se tornar uma realidade no país. Ele detecta a LCN tipo 2. Quanto mais precoce é o diagnóstico, menores são as sequelas. Ou seja, as pessoas ficam mais estáveis e têm uma qualidade de vida melhor. Já encontrei mães e pais de filhos raros que perderam a serenidade com o diagnóstico. As famílias se dividem, trocam acusações sobre quem seria culpado. Meu filho mais novo, por exemplo, embora já seja um adulto, ainda se ressente de, muitas vezes, ter ficado sem mim, porque o irmão demandou cuidados exclusivos.

Mayara observa que, como as doenças genéticas se parecem muito, suspeitou que Maria Clara tivesse esclerose tuberosa, uma doença genética também rara, que causa tumores benignos em diversos órgãos vitais, como o cérebro. Isso poderia justificar a falta de coordenação motora e os problemas de fala. Chegou a comentar com a neuropediatra sobre essa desconfiança e, em resposta, ouviu que apenas o exame genético poderia confirmar. O tal exame que deixou Mayara apavorada, já que indicava a gravidade do problema. Lógico que ainda haveria mais um obstáculo a superar: o plano de saúde não autorizou. Um advogado entrou no circuito, conseguiu liberar o teste e o resto é história.

Maria Clara, hoje, está com sete anos. É o xodó da família. Há pouco tempo, Mayara lembrou de um sonho que teve quando ainda buscava saber o que se passava com sua filha. Nele, a enfermeira estava de plantão quando ouvia alguém gritar o nome de um medicamento, usado por quem tem crises convulsivas. Achou que era influência do ambiente hospitalar. Adivinhem o que a neuropediatra receitou para a menina na segunda consulta? "Eu tive uma revelação. Na hora, não percebi, mas já era um sinal do que nos aguardava", diz ela.

Mayara não para de sonhar. Sonha em tornar Maria Clara uma pessoa independente, apesar da doença rara. Um sonho que constrói a cada dia, a cada exercício que faz com a filha, a cada refeição que faz com ela, a cada viagem de Livramento de Nossa Senhora a Salvador. Se a ciência fizer sua parte, Mayara e Maria Clara estarão prontas para o futuro.

CAPÍTULO 10 - MUNIQUE

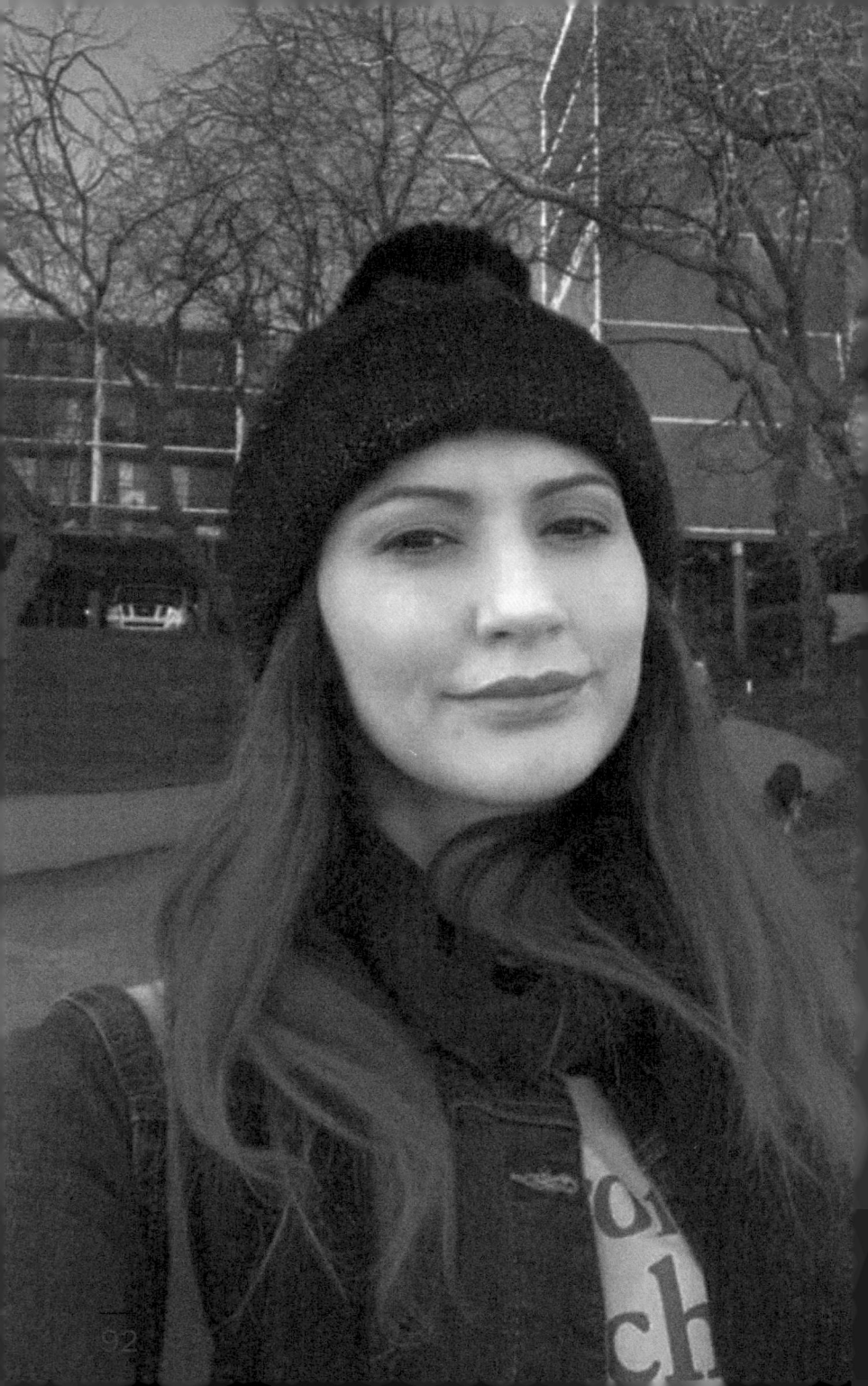

"Forte não é ser imune à dor, mas seguir adiante apesar de senti-la". A frase que abre a página da gaúcha Munique Slongo, conhecida nas redes sociais como Lady Fabry, sintetiza bem o que ela viveu ao longo dos últimos 30 anos. Mais do que a família, os amigos ou o marido, sua companhia mais constante é a dor. Há dias em que ela se torna tão excruciante que sequer consegue fazer o que mais gosta: ler e escrever. Como ela mesma se define, Munique é cronicamente doente. Até chegar a esse autodiagnóstico, que mistura a paixão pela escrita de crônicas e contos com a realidade de pessoas com doença rara, a vida de Munique teve tantos capítulos que daria uma novela. Com a protagonista iniciando seu calvário ainda na infância.

Munique nem tem lembrança de quando foi que, pelo primeira vez, começou a sentir dor e queimação, principalmente nos pés e nas mãos. Mas ao contrário de outras pessoas raras, as queixas da garota de Tapejara, uma cidadezinha de cerca de 24 mil habitantes, não causavam tanta comoção na família, já que muitos parentes sofriam da mesma condição, sem ter um diagnóstico fechado.

O sofrimento da menina, contudo, começou a passar dos limites do aceitável até naquele grupo em que as dores nas extremidades estavam tão normatizadas. Agora que já introduzi a história, poderia dizer que aqui começa o primeiro ato: a peregrinação por médicos. Quando se fala de doenças raras, pode-se saber que, em algum momento, esse capítulo vai aparecer na história do paciente. "Os médicos nada descobriam", lembra ela, que, por conta das dores, tinha dificuldades na escola e não se comportava como as outras crianças. Correr, pular, brincar, tudo fazia com que ela me sentisse mal. O cansaço a dominava e ela queria apenas ficar deitada. Nem assim se livrava daquele padecimento.

Na corrida maluca atrás de um diagnóstico, Munique esteve em todo tipo de especialista. Cara hora, um palpite diferente. Muitos alternavam entre reumatismo e esclerose. Problema: embora muitos integrantes da família apresentassem sintomas parecidos, eles não correspondiam exatamente ao padrão dessas duas doenças. Como em todo drama, um lance do acaso mudou o destino de nossa protagonista. Um tio de Munique morreu. Os irmãos dele, incluindo o pai da garota, procuraram um médico aleatoriamente, e contaram sobre o problema que acometia a família. Por coincidência, o especialista estava estudando uma síndrome rara. Botou todo mundo para fazer exames. Irmãos, tios, primos, sobrinhos. E ainda avisou: eu sei qual é o problema.

Todos têm Doença de Fabry. Todos. São mais de 15 parentes diagnosticados com essa doença genética rara. De maneira leiga, trata-se de um erro inato no metabolismo a partir do cromossomo X, que, sem fabricar uma determinada enzima, acaba permitindo o acúmulo de células defeituosas em órgãos como pele, rins, coração, olhos e cérebro. Em geral, nos homens, a doença é detectável com um exame de sangue. Em mulheres, porém, depende do exame genético. Quando veio o resultado, a lista de vítimas fatais na família Slongo já era grande: quatro tios de Munique morreram antes dos 50 anos. O pai dela veio a falecer logo depois, com 46.

Não fosse a morte do tio, talvez jamais a garota que, hoje, assina como Lady Fabry na internet, soubesse o que lhe afligia. Afinal de contas, ela estava com 15 anos ao tomar conhecimento do diagnóstico. E, a partir do momento em que o médico resolveu investigar a razão de tantos casos em uma única família, ficou sem resposta. Causas clássicas, como a interparentalidade, que se dá, por exemplo, por meio do casamento entre primos, foram logo descartadas. Pela descrição de sintomas, há a suspeita de que a avó paterna tivesse Fabry e, a partir daí, seus descendentes herdaram e transmitiram adiante. "Normalmente, quando você encontra alguém com Fabry, descobre um monte na família", diz Munique. O problema é que nem sempre você chega a esse primeiro alguém. Embora as estatísticas indiquem que, no conjunto da população, uma em cada 20 mil mulheres e um em cada 40 mil homens têm a doença, no Brasil há um diagnóstico para cada 120 mil pessoas.

Por meio de sua ficha médica, Munique descobriu que os primeiros sintomas apareceram aos 4 anos de idade. Tudo que ela comia, fazia mal. Quem tem Fabry convive com uma rotina de enjoos, vômitos, dores de barriga e diarréias. O vilão dessa história, porém, ainda não apareceu com toda a força. A dor incessante só se mostraria mais para o início da adolescência. Os médicos que investigavam os problemas gastrointestinais chegaram a cogitar que a garota estivesse fingindo doença, para chamar a atenção da família. Só que a mãe de Munique acreditava com muita firmeza no que a menina descrevia e não duvidava de que havia algo errado. "Mãe tem olho clínico, né?", pergunta Munique. E como. Ainda mais quando se tem uma criança cujas queixas são exatamente os sintomas que o marido apresentava. Bastava comparar um e outro para ver que a filha estava falando a verdade. A febre, a diarreia, a dor para pegar um objeto leve. Tudo estava ali, estampado na cara da mãe de Munique.

A adolescência chegou e, aí, sim, a doença se manifestou em toda a sua extensão. A fadiga constante fazia com que Lady Fabry sequer passasse perto das aulas de educação física. Quanto mais exercícios, mais dor o paciente sente. Amigos? Difícil. Como socializar convivendo com sintomas que a levam a passar dias sem aparecer na escola? "Eles não entendiam porque eu sumia. Não tinha explicação mesmo", diz ela. As visitas a médicos se tornaram mais frequentes, virou rotina faltar às aulas por semanas inteiras, o pai de Munique piorava, a família parecia viver em uma montanha-russa.

Até que veio a morte do tio e o diagnóstico geral. O pai de Munique fez um churrasco para comemorar. Sem saber que a doença ceifaria muitos parentes, ele sentiu o alívio de, finalmente, saber o que acometia sua família. Munique se lembra que, apesar da informação de que Fabry não tem cura, teve a impressão de tirar um peso das costas. É muito comum as famílias reagirem de duas formas totalmente diferentes ao receber o diagnóstico.

Alguns entram em luto, por enxergarem a informação como uma sentença de morte. Nem dá para culpá-los porque muitas dessas doenças não têm cura e causam um sofrimento pesado a seus acometidos. Outras vão no caminho oposto. Buscam todo tipo de informação, querem conversar com famílias na mesma situação, planejam os próximos passos e correm atrás de especialistas que possam garantir mais qualidade de vida ao seu doente raro.

No caso de Munique, aquelas três palavrinhas — Doença de Fabry — significava o fim da maratona de consultas médicas, de longuíssimas explicações sobre sintomas e de bancar a cobaia com um medicamento diferente de tempos em tempos. Havia tratamento disponível: infusões quinzenais que, se não curam, garantem ao paciente uma melhora geral de seu estado de saúde. A situação, aparentemente, estava sob controle. Será? Não mesmo. Por conta de seu alto custo, o tratamento é subsidiado pelo governo e oferecido na rede pública. Já vimos essa história e conhecemos bem como se desenrola. O governo simplesmente corta a medicação do nada e o paciente fica meses sem ela.

O fornecimento, também, sem muita explicação retorna e as pessoas de doenças raras voltam a ser atendidas. Até a próxima interrupção. E seguimos todos, acometidos e famílias, nessa instabilidade. Apesar da volatilidade do tratamento, que prejudicou sua vida escolar, Munique conseguiu ir adiante. Aos 16 anos, saiu de casa para morar sozinha. Não exatamente sozinha. Com o primeiro marido. Ainda adolescente, ela se casou e foi morar em São Paulo. Longe da família e da rede de apoio para a doença. O relacionamento durou três anos. Mas ela ficou na capital paulista e passou para o vestibular de Ciência da Computação, em uma faculdade particular. A aventura acabou logo. Munique não conseguiu um emprego para se manter e para pagar o curso.

Que empresa aceitaria uma funcionária que, de 15 em 15 dias, precisa faltar para se tratar? Lady Fabry fez as malas e voltou para o Rio Grande do Sul. Não se adaptou e, seis meses depois, desembarcou de mala e cuia em São José dos Campos. Queria se preparar para o vestibular de medicina. Fez cursinho e passou. Jamais pisou no campus. As complicações da doença não permitiram. Sem desistir, Munique voltou para a casa dos pais e, em 2014, ingressou na faculdade de Farmácia da Universidade Federal do Rio Grande do Sul. No segundo semestre, o pai adoeceu gravemente e teve um AVC. A mãe não conseguia dar conta do marido e dos dois filhos mais novos, que hoje têm 21 e 10 anos, e não têm doença de Fabry. Munique largou a faculdade para não mais voltar. Nesse mesmo ano, seu pai morreu de falência cardíaca. Os tios já haviam morrido de falência renal. Cada vez que o tratamento era interrompido, ela sofria com a perspectiva de ter o mesmo destino, já que a doença de Fabry pode levar à falência múltipla de órgãos. Recém-casada, começou a planejar uma mudança radical: morar nos Estados Unidos, com o novo marido.

Instalada na Califórnia, ela aguarda o sonhado green card. Ela pediu asilo por razões humanitárias, já que o Brasil não consegue fornecer seu tratamento com a regularidade que a Doença de Fabry existe. A advogada já explicou que pode durar meses ou anos, mas que, por enquanto, Munique está legal no país e não pode ser deportada. "Aqui, eu tenho a medicação sem problemas. Morro de saudades da minha mãe e dos meus irmãos, mas sei que fiz a melhor escolha", diz ela que, hoje, vive de forma modesta, com o salário do marido como entregador. Os dois dividem uma casa com um outro amigo.

Sem poder trabalhar, já que, mesmo com as infusões, não raras vezes passa dias com muitas dores, Munique se dedica a ajudar outras pessoas com doenças raras. Assim surgiu a Lady Fabry e uma nova virada na vida dessa garota tão corajosa. Ela sempre acompanhou páginas e blogs que tratavam de pessoas raras e achou que poderia criar sua própria rede de comunicação. Conversa com pessoas de todo o mundo. Gente que ainda não tem diagnóstico e gente que acaba de receber o diagnóstico e não sabe o que fazer. Gente que quer saber quais são suas perspectivas de futuro. Gente com acesso e gente sem acesso à medicação.

Munique gosta de explicar que, com o tratamento, é possível manter a doença sob controle. Sem ele, as consequências são dramáticas. Além da possibilidade de falência de órgãos ou de um AVC, há relatos de pessoas que não conseguem levantar a cabeça de tanta dor que sentem. Por isso, há uma causa que a mobiliza acima de todas: o diagnóstico precoce. Talvez, se tivessem identificado mais cedo, o pai e os tios de Munique pudessem receber tratamento e, quem sabe, viver um pouco mais. É possível também que ela ficasse com menos sequelas, caso sua família descobrisse a doença antes.

Atualmente, é possível fazer o exame de detecção

da doença de Fabry logo após o nascimento do bebê e imediatamente iniciar o tratamento com as infusões, de modo a minimizar os sintomas e as sequelas. Mesmo assim, Munique já abriu mão de ter filhos. Está convicta de que não consegue cuidar de uma criança lidando com as próprias dores que, às vezes, surgem de forma inesperada. Ainda há o risco de transmissão hereditária. Por ser ligada ao cromossomo X, a alteração genética que causa a doença de Fabry pode ser disseminada por homens e mulheres. Ou seja, ao contrário de muitas outras síndromes raras, nesta as mulheres não são apenas acometidas. A diferença está na cadeia de transmissão. As chances de um paciente passar adiante o gene alterado às suas filhas é de 100%. Porém, se ele tiver um filho, o risco é zero. Entre as mulheres com doença de Fabry, o índice fica em 50% de possibilidade de um filho ou filha herdar o problema. "Pense bem: como eu ia me sentir segura para engravidar sabendo que tem essa coisa louca de transmitir a doença? Minhas primas têm filhos e eu vejo o que elas passam", diz Munique.

Mesmo se mantém a doença sob controle, um paciente de Fabry sabe que, a qualquer hora, pode enfrentar uma crise. Munique sequer gosta de imaginar essa situação com um bebê nos braços. Criar uma criança exige um comprometimento que ela não pode garantir que terá sempre. Sem falar que pais e mães de pessoas com essa condição vivem em constante sobressalto, já que uma simples febre, dessas que qualquer um tem, provoca o medo de que seja algo mais grave. Por experiência própria, sou capaz de compreender a decisão de Munique. Eu quis ter filhos e sequer busquei um diagnóstico precoce. Nunca me arrependi, mas acredito que cada um precisa ter consciência do que é capaz de enfrentar.

Vez ou outra, ela se emociona de maneira mais intensa — de forma positiva ou negativa, veja bem — e isso funciona como um gatilho para a doença. Um resfriado, uma infecção comum, a saudade da família. Tudo pode detonar uma crise. A família, por sinal, levou um susto quando a garota anunciou que mudaria de país.

A mãe ficou preocupada, mas acabou aceitando que, nos Estados Unidos, Munique é atendida por ótimos médicos e faz o tratamento sem maiores percalços. Poderia ser ainda melhor, se ela estivesse no grupo de pessoas com Fabry que obtém resultados promissores com um novo medicamento, de uso oral. Só que não funciona para todas as mutações genéticas que causam a doença. A de Munique está entre elas.

Na maior parte do tempo, a doença está sob controle. Mas nem sempre, o que funciona como um obstáculo para ela arrumar um trabalho fixo. Além de administrar suas redes sociais e de ajudar virtualmente outros raros. Munique costuma sair com o marido para ajudar nas entregas, nos dias em que seu estado de saúde permite. Outra atividade que só abre mão em casos extremos é levar o cachorro para passear. São momentos em que se distrai da rotina de consultas médicas, exames e tratamentos.

Nos Estados Unidos, Lady Fabry passou a frequentar um grupo de apoio. Ninguém tem a mesma síndrome que ela, mas todos sabem o que é conviver com uma doença rara. Então eu lhe pergunto: o que é, então, conviver com uma doença rara? "É saber que os seus limites não são os mesmos de todo mundo. É ter perseverança para continuar acreditando que você pode ficar bem, é valorizar cada conquista", enumera ela.

Cada conquista vale por uma vitória gigante na vida de um paciente raro. Pena que nem todos possam contar com a rede de apoio que Munique tem hoje. Ela "faz o que pode" para ajudar, porque considera muito injusto que seus conterrâneos que tem Fabry precisem recorrer à Justiça para manter um tratamento. "Eu me coloco muito no lugar dessas pessoas. E aí, entendo o quanto sou privilegiada", diz Munique. "Tenho acesso ao tratamento que preciso na hora certa, sem complicações, enquanto, no Brasil, muita gente sequer conta com o básico". Se a doença permitir, Munique pensa em voltar a estudar. Depois da ciência da computação, medicina e farmácia, quer fazer biblioteconomia. Ter Fabry fez dela uma leitora contumaz, do tipo que pega um livro de 300 páginas na biblioteca perto de casa e devora em três dias. Na mudança para os Estados Unidos, a bagagem de Lady Fabry tinha mais livros do que roupas.

A coleção não para de crescer e ela já começa a se perguntar quantos anos precisará viver para conseguir conhecer todas as histórias que a rodeiam em casa. Munique já pensou em escrever a saga de sua família na pequena Tapejara, mas não sabe se a doença de Fabry lhe permitirá ter o fôlego de que necessita para a empreitada. Ao que tudo indica, será mesmo mais viável publicar um livro reunindo seus textos já prontos.

A vida na Califórnia tem lhe feito bem. Conseguiu alcançar algum equilíbrio, apesar das dores, da fadiga e das crises. Também queria ter uma varinha mágica para acabar com o inverno e passar seus dias em um interminável verão. O frio é um dos maiores inimigos de quem tem Fabry. Enquanto escreve os próximos capítulos de sua vida, Munique sonha em fazer coisas banais, como ir à praia ou andar de bicicleta. Ou, como diz em um de seus textos: "Amo livros pois, dentro de suas histórias, eu posso viver tudo aquilo que hoje o meu corpo me priva. Além de cronicamente doente, sou cronicamente insistente com o que desejo alcançar, cronicamente sonhadora e, é claro, cronicamente feliz depois do meio-dia".

CAPÍTULO 11 - PADRE MÁRLON

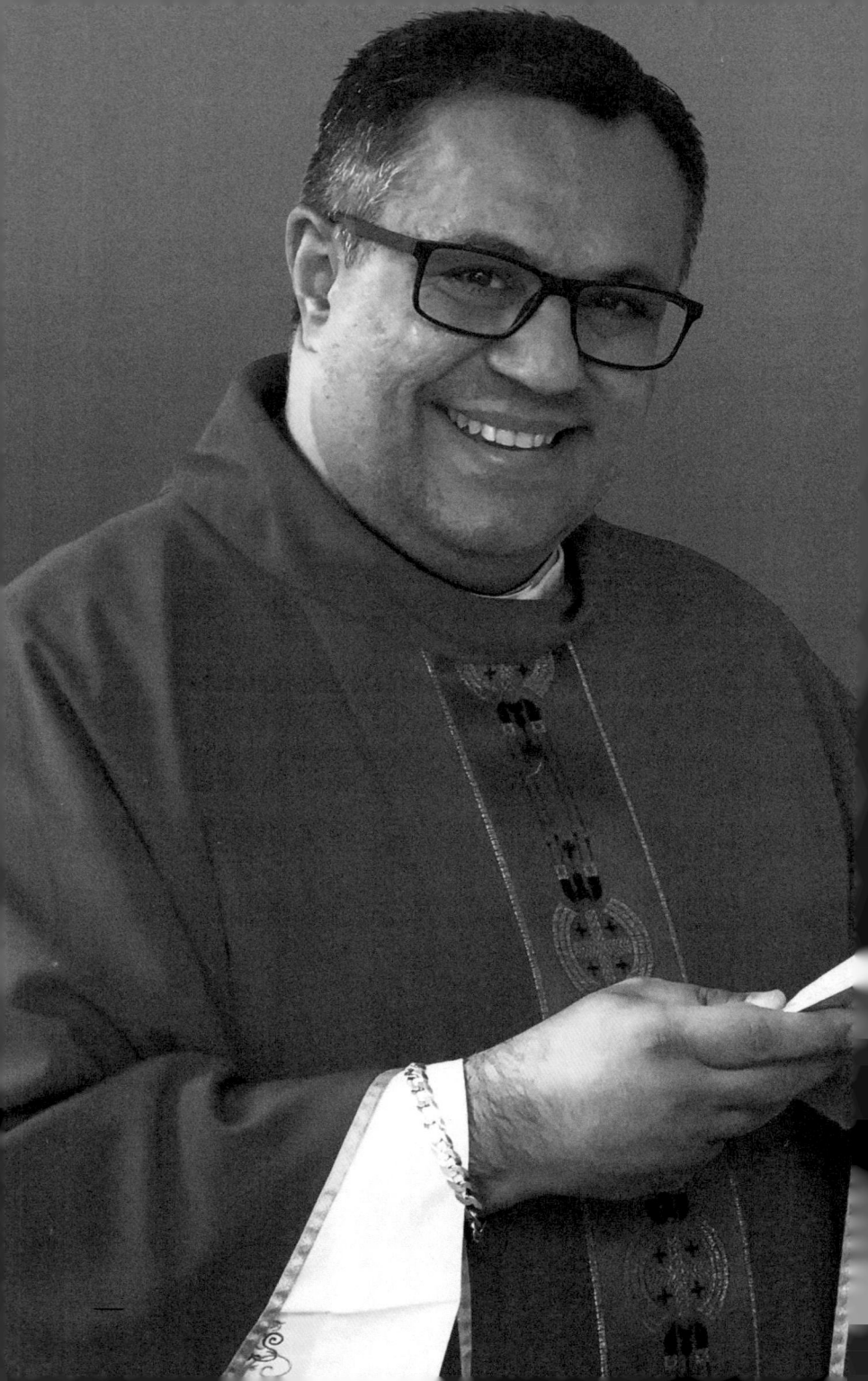

Se eu fosse escolher uma palavra para definir o padre Márlon Múcio ficaria na dúvida entre fé e resiliência. Sim, é clichê classificar um religioso como um homem de fé, mas, no caso dele, cai como uma luva. Sobre a resiliência, o que dizer de uma pessoa que, há 47 anos, entra e sai de hospitais e jamais perde a alegria e a serenidade? Padre Márlon é um homem raro. Só descobriu o nome da sua raridade há pouco mais de dois anos.

Foram mais de quatro décadas em busca de uma resposta para algo que Dona Carminha, a incansável mãe do religioso, já desconfiava quando ele ainda engatinhava. Padre Márlon tem Deficiência do Transportador de Riboflavina (RTD). É uma doença tão rara que, até fevereiro de 2021, apenas 300 pessoas foram diagnosticadas com ela no mundo todo. E esse homem raro nasceu na pequena Carmo da Mata, no centro-oeste de Minas. Aos 9 meses de idade, a família se mudou para São Paulo. O radar de Dona Carminha já estava ligado. Afinal de contas, o pequeno Márlon vivia quietinho e parecia sempre cansado. Outras mães e pessoas da família diziam que ela devia dar graças a Deus por ter um anjinho em casa, mas, de intuição de mãe, nunca duvidem.

Até os 5 anos, a família peregrinou por médicos, sempre ouvindo a mesma resposta: "Esse menino não tem nada". Aos 7 anos, porém, ele perdeu a audição dos dois ouvidos. Pronto, Dona Carminha estava certa. Só que, aparentemente, não. Uma cirurgia corrigiu o problema. E aquela questão do garoto não gostar de brincar e fugir da aula de educação física ganhou uma nova justificativa. Márlon era apaixonado por gibis e livros. Adorava ler. Adorava estudar. E que família não quer um filho estudioso? Eu mesma sempre fui muito rigorosa com o Leo e o Dudu na questão da escola. Quando não estavam bem e, por acaso, os professores me chamavam na escola, eu logo avisava: está preguiçoso e desinteressado? Pode reprovar. Eles já sabiam que, apesar de todos os nossos problemas fora da sala de aula, a educação era uma questão importante na nossa família.

Na casa de Márlon, também. Assim, quando Dona Carminha fazia um comentário ou outro sobre o cansaço do garoto, logo alguém, mais uma vez, aparecia para lhe sugerir que agradecesse, pois fora abençoada com uma criança estudiosa e tranquila. Lógico que essa bagagem de aprendizado desde a mais tenra infância contribuiu para formar o padre com toda a sua sabedoria.

Foi assim, entre livros, que Márlon passou a infância e o começo da adolescência. Aos 14 anos, começou a trabalhar em um banco. Escondia dos colegas que, vez ou outra, sentia-se mal. Na condução, quando viajava em pé, acabava precisando se escorar em outros passageiros. Dormia na frente das pessoas, dormia no banheiro. Vivia exausto. O cansaço estava cada vez pior. Como falei: estamos aqui contando a história de um homem de fé e resiliente. Que superou tudo isso para, aos 18 anos, passar no concorrido vestibular de Medicina da prestigiada Universidade de São Paulo (USP). Nunca se matriculou. Já sabia que sua vida seguiria para outro lado. Então, trocou o jaleco e o bisturi pela Bíblia e ingressou no Seminário dos Salvistas, na capital paulista, para iniciar os estudos teológicos.

Aos 27 anos, formou-se e foi ordenado padre. Realizava ali um sonho de toda a família. Agora, seguiria a carreira religiosa, rezava a missa, ouviria a confissão, pregaria a palavra de Deus. Levaria conforto aos menos favorecidos. O caminho que escolhera tantos anos antes, em uma casa em que a presença de Deus se fizera desde o começo. Dona Carminha e seu Múcio se conheceram na fila da comunhão, em Carmo da Mata. "Deu no que deu", brinca o religioso. O pequeno Márlon, aos sete anos, já era coroinha. Aos 18, o futuro padre pensava em ser médico. Mas, como ele conta, orgulhoso, Jesus falou a seu coração. "Você vai ser médico da alma", disse-lhe. Assustado, ele respondeu que já fazia muito pelo Senhor.

Não teve jeito. Como o próprio padre lembra hoje, com bom humor, a corda sempre arrebenta do lado mais fraco e foi impossível resistir à vocação. Márlon garante que, se tivesse mil vidas, em todas elas seria religioso, por considerar que sacerdotes, de alguma forma, também são médicos. E esse médico da alma iniciou seu sacerdócio inspirado por, Padre Pio e Santa Teresinha. Atenção: ele jura que não é preferência, já que adora histórias de santos e santas. A lida diária na Igreja, porém, não alterou a rotina do agora padre Márlon.

Sempre cansado, voltou a buscar uma explicação. Desta vez, atribuíram seus problemas a alguma questão psicológica: depressão, ansiedade, síndrome de burnout. O trabalho realmente era desgastante e exaustivo, mas o padre começou a desconfiar que havia algo além. Um dia, do nada, amanheceu sem voz. Como pregar sem ela? Assim, ainda naquele distante ano de 2000, o ano de sua ordenação, recomeçou a peregrinação por especialistas.

Márlon foi a neurologista, dentista, otorrinolaringologista e fonoaudiólogo. Além de afônico, ele se engasgava muito, tinha dificuldade para mastigar e engolir, caía muito. "Há momentos em que engolir saliva é a coisa mais difícil do mundo", diz Márlon que não se cansa de repetir uma frase quase como um mantra: "Deus sempre me permitiu ter o intelecto preservado". E, talvez, por estar com os neurônios sempre afiados, ele desconfiava que o pior ainda estava por vir.

Em 2014, passou por sete internações, quase todas em UTI, em hospitais de Taubaté e São Paulo. Nessa época, já era uma figura conhecida na cidade do interior paulista e os médicos agiam com o maior rigor. "Eu era muito querido, eles tinham medo de me matar", conta o padre. Nos dois anos seguintes, a rotina de entra e sai de hospitais ficou cada vez mais intensa. Dona Carminha, seu Múcio e o irmão Paulo Gustavo, três anos mais novo do que Márlon, desdobravam-se para dar conta. Paulo Gustavo chegou a cogitar fugir com o irmão durante uma das internações: não conseguia suportar mais vê-lo rodeado de máquinas na UTI, depois de perder 20 quilos em duas semanas.

A cada equipe médica diferente, Padre Márlon e sua família precisavam responder à mesma bateria de perguntas: "Ele sempre tem crise nervosa"? "Sofre de ansiedade há quanto tempo"?", "Já tratou de síndrome do pânico"? Não raras vezes, era o próprio padre, sozinho, que precisava explicar seus sintomas no pronto-socorro. Sem conseguir falar por causa da falta de ar, pediu papel e lápis e escreveu o que estava sentindo. A busca por um diagnóstico se tornou uma loucura. Muitos palpites, muitas dúvidas, muitas consultas. Nada funcionava.

Os diagnósticos eram cada vez mais desencontrados. Síndrome de Guillain-Barré, canalopatia, esclerose múltipla, miastenia gravis, doença mitocondrial e Doença de Pompe. Havia um consenso: tratava-se de uma doença que mexia com os músculos e com a força periférica. De uma forma ou de outra, todas afetam o organismo dessa forma. Então, seguiu-se a montanha-russa de exames, remédios e tratamentos. Muitos e variados. Em algum momento do processo, os médicos acharam que era realmente miastenia gravis, uma doença autoimune, que altera a comunicação entre o sistema nervoso e os músculos. Mas havia um problema: o corpo do padre não respondia às intervenções, como outros acometidos. Na verdade, ninguém sabia o que ele tinha.

Padre Márlon avisou à família que ia desistir daquela procura insana. Pediu a Deus apenas que preservasse a força de suas mãos, para que pudesse consagrar a hóstia. Ali, já era 2017, cumprir o momento mais importante da missa se tornou um fardo para alguém que via a própria força física se esvair. Talvez, as preces tenham funcionado. Ou, como diz Márlon, sua vontade de não desistir da vida falou mais alto. Ele começou a viajar para todo lado, fazer programa de rádio e TV, escrever livros. Muitos desassistidos precisavam de ajuda e a entidade que ele fundou, a Missão Sede Santos, com base em Taubaté, já atendia a mais de cinco mil pessoas por dia.

Resultado: em setembro de 2018, trabalhando sem parar, e fisicamente melhor, Padre Márlon viu que, aqui e ali, começaram a pipocar textos na internet dizendo que ele fora curado. Muitas publicações atribuíam a melhora a um milagre. Ele mesmo admite que não respeitou os limites de seu corpo. A doença até então misteriosa voltou com tudo.

Eis que o Instituto Vidas Raras cruzou o caminho do religioso. Ele nos contou sua história e não hesitamos em procurar ajuda imediata. Marcamos uma consulta em um geneticista. Para nossa surpresa, ele desmarcou. Justificou que não se importava mais em saber o que tinha. Que cumpriria o destino que Deus lhe reservara. Ele não jogou a toalha, mas considerava que, talvez, devesse apenas viver como lhe fosse possível. Insistimos. Ainda bem.

Assim, em março de 2019, o padre Márlon entrou no consultório do geneticista Rodrigo Ambrosio Fock, em São Paulo. Dona Carminha desconfiou: depois de décadas encarando especialistas de todos os tipos, como aquele médico "tão novinho" daria conta do recado? Mas foi aquele jovem formado pela Universidade Federal de São Paulo, na época com 31 anos, que, finalmente, acertou o diagnóstico. O cansaço, a fadiga, a dificuldade para respirar. Tudo consequência da tal Deficiência do Transportador de Riboflavina (RTD). A vida toda esperando por um diagnóstico.

A família caiu em prantos quando ouviu o doutor Rodrigo. Não de tristeza, tampouco de preocupação. O religioso não aguentava mais ser tratado como doido de pedra. Para Dona Carminha, Seu Múcio e Paulo Gustavo era um alívio. Sabiam o que afetava o filho e irmão tão querido. Podiam, pelo menos, tratar, se não houvesse cura.

Quem ainda se lembra das aulas de biologia na escola vai matar logo a charada: riboflavina é a conhecida vitamina B2. Um elemento que todos temos no nosso corpo, mas que, quando dá alteração, provoca um curto-circuito no organismo. Em termos bem leigos, a RTD faz com que as células não tenham energia. Por isso, é até difícil respirar. Padre Márlon tem a forma da doença que provoca uma fraqueza generalizada dos músculos.

Hoje, sabemos que a RTD, em 50% dos casos, revela seus sintomas antes dos 5 anos e que há muitas diferenças entre a doença se manifestar na infância ou na vida adulta. Há dois tipos da síndrome, igualmente graves. Respirar, engolir, piscar os olhos. Tudo requer um enorme esforço. A diferença é que, agora, o religioso tem um tratamento a seguir, de acordo com um protocolo da Organização Mundial de Saúde (OMS).

A partir dos estudos de uma médica holandesa, concluiu-se que, se o organismo não produz vitamina B2 e precisa dela, o jeito é repor. O tratamento correto lhe garantiu mais qualidade de vida, já que não há cura. "Por enquanto", afirma o otimista Padre Márlon.

Padre Márlon, para se manter estável, precisa do uso contínuo de ventilação mecânica invasiva, com um aparelho chamado Bipap, que o ajuda a respirar. Incomoda? Talvez. A simples visão do equipamento causa desconforto. Não para ele, que gosta de se definir como o padre astronauta. Impossível não ficar impressionado com a imagem de Márlon, paramentado, com o equipamento de ventilação mecânica e em cadeira de rodas, rezando a missa como se fosse a coisa mais simples do mundo. Seu organismo visivelmente debilitado é a própria encarnação da força de vontade. Da força da fé.

A demora no diagnóstico, porém, deixou sequelas graves. Hoje, Padre Márlon passa a maior parte do tempo deitado. Ele vive em home care, faz fisioterapia todos os dias e fonoaudiologia três vezes por semana. Fica 24 horas ligado ao respirador — no começo, usava apenas para dormir, mas, agora, precisa do aparelho o tempo todo.

No ano de 2020 em que o mundo parou por causa do coronavírus, Padre Márlon também teve seus sobressaltos. Em abril, seu metabolismo "bugou" e os sintomas voltaram com tudo. Em novembro, novo susto para a família, os fiéis e os fãs, que acompanham religiosamente suas divertidas postagens em redes sociais. Foram 20 dias na UTI, respirando como um passarinho. Na primeira vez que recobrou o fôlego, ainda na cama do hospital, adivinhem o que ele fez? Rezou missa, é lógico. A incansável Dona Carminha observa que ele estava ansioso para celebrar a vida. E, até ter alta, foi um tal de missa aqui, bênção ali, orações acolá.

Infelizmente, a animação durou pouco. Padre Márlon entrou em 2021 internado. Pensam que esmoreceu? Que nada. Na noite do réveillon pediu ao irmão que colocasse a foto de uma ceia bem bonita na bolsa que contém sua alimentação enteral. A travessura foi compartilhada com os fiéis em suas redes sociais, graças a uma postagem de Paulo Gustavo. Nos 44 dias de UTI, passou por 4 cirurgias e ganhou uma traqueostomia e uma gastrostomia. Nessas horas, alguém pode perguntar de onde vem tanta força.

A frase de abertura de "Coragem para viver", livro que escreveu reunindo mensagens e orações de Madre Teresa de Calcutá, aponta um caminho: "Minha gratidão a todas as pessoas que me deram coragem para viver e coragem para fazer outros viverem, quando tudo se mostrou um tanto sombrio, pesado e difícil.

Alguns deles nem sabem que foram úteis em minha vida e ministério. Nem imaginam que foram instrumentos maravilhosos nas mãos divinas". Ou seja, família, amigos e fiéis. A força vem das pessoas que o rodeiam. E não apenas delas. O religioso lembra que, ainda no seminário, quando estudava teologia e filosofia, já buscava respostas na vida dos santos e dos mártires da Igreja Católica. Não chegou a uma conclusão, mas, se fosse especular, diria que estar sempre de bem com a vida é uma ferramenta importante. "Sou muito feliz", repete ele, 20 vezes por dia.

A felicidade só vale a pena se compartilhada, acrescenta. Por isso, ninguém se espantou quando, ao concluir os estudos no seminário, ele se especializou no atendimento a dependentes químicos. Queria, de alguma forma, retribuir tudo que a vida lhe deu. Depois do diagnóstico, por incrível que pareça, as possibilidades de agradecer aumentaram muito. Padre Márlon é uma espécie de embaixador das informações sobre a RTD no Brasil. Até fevereiro de 2021, havia apenas nove brasileiros diagnosticados — além dele, duas moças e seis crianças. Raros e suas famílias têm grupo de WhatsApp para trocar informações e o religioso faz questão de acompanhar o estado de saúde de seus companheiros. Além disso, criou uma página específica para conscientizar sobre a doença. Estudos indicam que, potencialmente, o número de brasileiros afetados pela RTD chega a mil. Então, diz o religioso, é preciso alertar profissionais de saúde, autoridades e famílias. "A subnotificação e a falta de diagnóstico são alarmantes", observa ele. Cerca de 50% dos acometidos com RTD morrem antes dos 5 anos, em geral, de problemas respiratórios. Apenas porque não foram diagnosticados ou precocemente tratados.

O tratamento a que o padre se submete pode melhorar e muito a vida de quem descobre a doença mais cedo. Pode evitar que crianças precisem de traqueostomia ou de implante coclear. Pode impedir que desenvolvam sintomas ou sequelas graves. São pessoas que cresceram com um prognóstico muito melhor. "Às vezes, eu penso que Deus me fez passar por tudo isso apenas para que eu possa ajudar outras pessoas", filosofa Márlon. Por isso, o padre jura que nunca reclama e que jamais brigará com Ele. Em suas conversas com o Todo-poderoso, costuma a dizer que, se nascesse de novo, queria ser a mesma pessoa, "com a mesma doença".

Claro que mantendo o mesmo bom humor. Quando indagado sobre como é viver com uma doença tão grave, o religioso responde sem titubear: "eu não sou como o He-Man. Eu não tenho a força. A minha força vem de Deus", diz ele, lembrando um velho personagem dos desenhos animados. A força agora está a serviço de mais uma causa.

Márlon prometeu aos diretores da Cure RTD — uma organização não-governamental norte-americana criada em 2016 para difundir informações sobre a doença — que colocaria seus dons e habilidades religiosos a serviço dos raros e de suas famílias. Isso vale tanto para fazer palestras nas quais incentiva a formulação de políticas públicas voltadas ao atendimento dos acometidos de doenças raras quanto a comandar campanhas de arrecadação de fundos para os doentes.

Muita coisa a fazer. Mas se você pretende entrar no universo do padre, preste atenção ao aviso colocado na porta: "É proibido reclamar", diz a plaquinha idêntica à que o Papa Francisco tem na entrada de seu quarto. Queixas são perda de tempo, na avaliação de Márlon, que tem mais de

30 livros publicados, reza missa todo dia e não abandona o trabalho social. O sorriso no rosto só desaparece quando alguém lhe pergunta se ele não pensa em se aposentar. É quase como chamá-lo para uma briga.

Ele acredita que, contrariando tudo e todos, não chegou tão longe para simplesmente desistir. Considera essa possibilidade quase como uma ofensa ao amor de Deus por ele. Sem falar que precisa honrar as pessoas que, de todo o país, mandam orações e boas energias. "Minha fé nunca vacila", garante-me ele. Mesmo com as internações, a dificuldade de locomoção, a falta de ar. Os limites do corpo, diz, servem para torná-lo mais humilde e saber dar valor às pequenas alegrias da vida. Um sorriso, uma frase de carinho, uma oração. "Quem reza é mais feliz", ele afirma.

E quem somos nós para desacreditar? Essa é a lição que o religioso transmite todos os dias. Seja nas missas, nas pregações pelas mídias eletrônicas ou nas palavras que dedica aos fiéis que lhe procuram. Padre Márlon também descobriu nas redes sociais um caminho para levar o Evangelho muito mais longe e gosta de interagir com seus seguidores.

Em seus escritos, sempre destaca que a cruz de cada um de nós não é nada, perto daquela carregada por Jesus. Como ele poderia reclamar se tem família, amigos, profissionais que zelam por sua saúde dia e noite, "filhos espirituais" dentro e fora do país? Infelicidade é uma palavra que não existe no dicionário do padre. "A doença não me define nem me domina", diz ele.

CAPÍTULO 12 - PEDRO

110

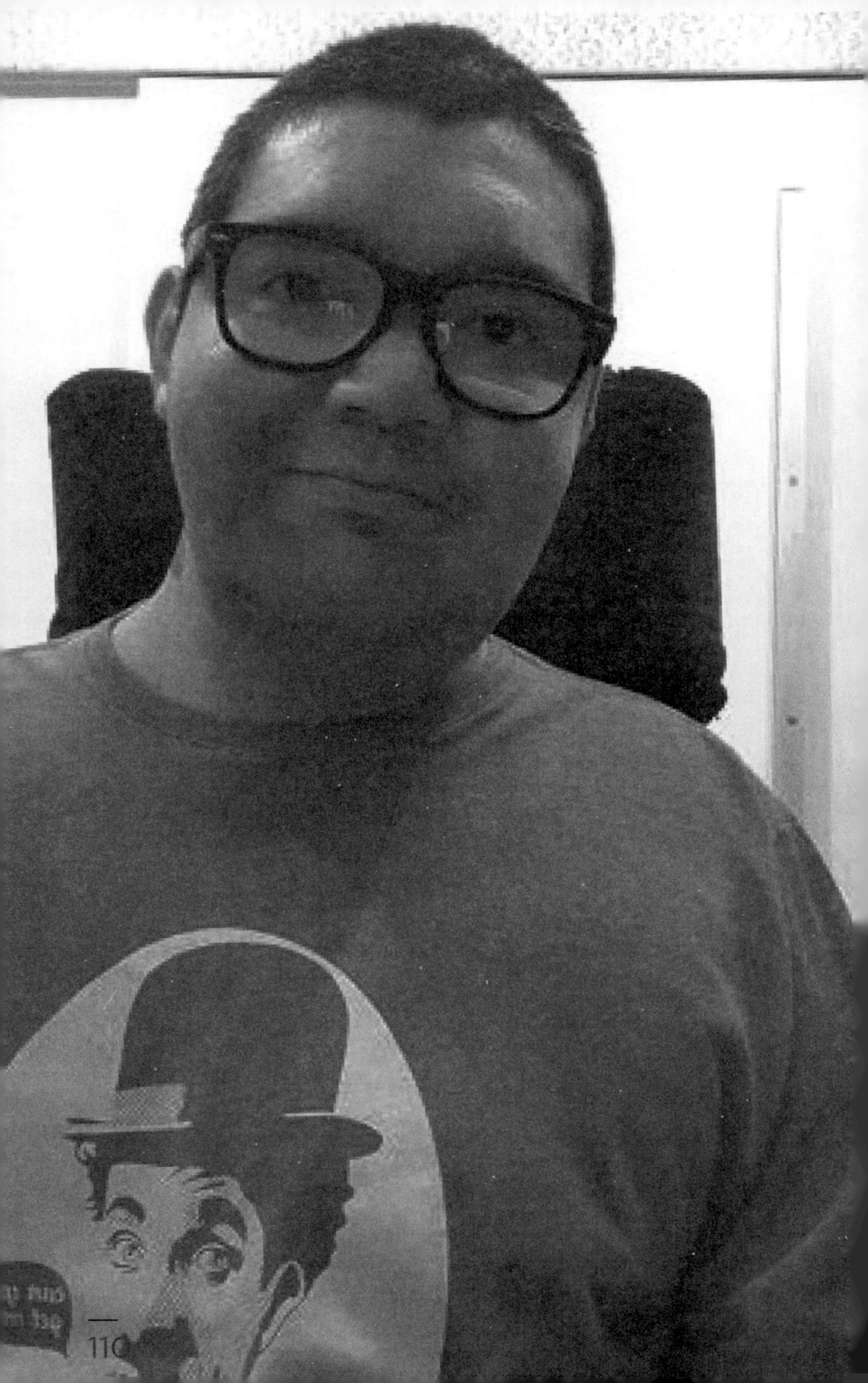

Curioso por natureza, o jornalista Pedro Martinez, de 33 anos, está sempre em busca de novidades. Livros, revistas, jornais, internet... Tudo é manancial de conhecimento e pesquisa. Sua fonte favorita, porém, é a própria mãe, Rosana. Com ela, Pedro aprendeu, desde pequeno, a dar valor à ciência e a jamais desistir, mesmo que à sua frente haja uma parede de concreto. Afinal de contas, quando o médico informou o diagnóstico de Pedro, tratou logo de fazer uma previsão. O menino, então com 5 anos, não ia durar muito.

Rosana bateu de cara no muro do choque de realidade, caiu, levantou-se e decidiu ali que iria construir uma ponte para o futuro. Professora de português e literatura, foi estudar biologia, para entender o que viria pela frente — e como ela deveria agir para salvaguardar a saúde de Pedro. Quase três décadas depois, o filho de Rosana segue firme e forte. Estuda, trabalha, escreve livros. Ajuda a mãe em casa e, nas horas vagas, senta-se com ela para ver séries policiais. A pandemia do coronavírus aproximou os dois ainda mais. Pedro se diz grato por toda a família estar enfrentando o confinamento com saúde, embora a Covid-19 tenha impedido o rapaz de fazer uma das coisas que mais gosta: festejar o próprio aniversário.

Hoje, Pedro é o porta-voz da própria história. Ele conta que, ainda bebê, Rosana já desconfiava que havia algo errado com ele. Demorou a andar e, quando o fez, caía à toa. Como em tantos outros casos, parentes e médicos diziam que era "coisa da cabeça dela". "Já cheguei bagunçando a vida da minha família", conta o jornalista, em tom bem-humorado. E como. Pedro tem um irmão mais velho, Lucas. Quando ele nasceu, o médico tranquilizou Rosana e Renê. Assegurou que não teriam mais filhos. Errou. Pouco tempo depois da vinda do primogênito, a professora engravidou de novo. O casal não planejava aumentar a família e teve aquela surpresa ao saber que mais um herdeiro estava a caminho.

Um ano e pouco depois de Lucas, chegou Pedro. A pequena diferença de idade entre os dois tinha muitas vantagens: cresceriam juntos, iriam quase que ao mesmo tempo para a escola, seriam parceiros na vida adulta. O que a família nem desconfiava é o quanto a história de um influencia na trajetória do outro. Quem tem mais de um filho, sabe o quanto é normal compará-los, principalmente na primeira infância. Eu mesma, por exemplo, custei a entender que Niltinho e Dudu tinham o mesmo problema — foram bebês tão diferentes que mesmo quando a primeira médica assegurou que Dudu também possuía mucopolissacaridose, eu não acreditei.

No caso dos irmãos Martinez, a assimetria no desenvolvimento saltava aos olhos. Pedro, resguardada sua individualidade, deveria ser o espelho de Lucas, já que eram filhos do mesmo pai e da mesma mãe. E nem de longe isso

111

acontecia. Então, do mesmo modo que na vida de outros raros, teve início a peregrinação a médicos e a rotina de tratamentos e exames. Com muita insistência, foi possível fazer um teste genético em Pedro. Resultado: além de avisar que o garoto não teria muitos anos de vida, o médico explicou que ele possuía uma doença genética degenerativa, ligada ao cromossomo X, e que ocorre em decorrência da ausência de uma proteína.

É uma doença que só afeta meninos. O comprometimento da musculatura esquelética se agrava ao ponto de afetar os músculos do diafragma, causando problemas cardíacos e respiratórios. Sim, Pedro poderia morrer sufocado. Que mãe quer ouvir essa notícia? Pedro tem Distrofia Muscular de Duchenne. Não há cura, nem tratamento possível. O que a medicina oferece é uma série de estratégias para melhorar a qualidade de vida dos acometidos, que combina desde o uso continuado de corticoides até fisioterapia e outras terapias de suporte. Em casos mais graves, pode-se também recorrer ao uso do BiPAP, o aparelho de ventilação não invasiva, igual ao que facilita a respiração dele e de outro personagem raro, o Padre Marlon Múcio.

Para o futuro, há esperanças em pesquisas promissoras com terapia gênica, que poderiam corrigir o erro no DNA. Embora acredite que a ciência vai chegar lá, Pedro prefere controlar a ansiedade e viver um dia de cada vez. Vista por esse ângulo, a situação parece mesmo dramática. Acontece que, desde sempre, Pedro aprendeu a não se colocar no papel de vítima. E, em vez de ver o copo meio vazio, opta por enxergá-lo meio cheio. Coisa de quem tem limitações físicas, mas não intelectuais. A Distrofia Muscular de Duchenne passa longe dos neurônios dele – embora 30% dos afetados possam apresentar comprometimento intelectual.

Então, como toda criança, Pedro foi para a escola. Rosana, também. Enquanto o menino aprendia a ler e a escrever, a professora buscou a tal graduação em biologia. Queria saber tudo sobre a doença do filho e sobre como poderia ajudá-lo. "Ela não queria ser bióloga. Queria entender mais a meu respeito", diz o jornalista. Com isso, a família decidiu investir no que fosse preciso para dar a Pedro uma vida o mais normal possível. Em vez de se fechar no luto de uma doença incurável, os Martinez abriram o coração para aceitar a missão que o destino lhes reservara. Tanto que, no meio de tantas incertezas, brotou uma convicção: seguiria em frente, do jeito que desse.

Muitas vezes, famílias de raros sucumbem ao diagnóstico. As dificuldades da lida diária com a doença, a espada da morte pesando sobre as cabeças, a falta de informação, tudo conspira para a desesperança. Já ouvi relatos de pessoas que consideram que suas vidas andaram para trás, a partir do momento que se depararam com a verdade. "Meus pais sempre me diziam: você não é diferente de ninguém. Você tem um problema. Todo mundo tem problemas. Você precisa estudar, fazer amigos. Levar uma vida normal", conta Pedro.

Assim, o caçula ia para todos os lugares e era incluído em quaisquer atividades da família. Nos primeiros anos de escola, ele ainda andava, o que permitia brincar e correr. Aos poucos, a situação começou a mudar. A cada volta do relógio, parecia mais próximo o momento em que ele precisaria usar uma cadeira de rodas. Pensa que ele se abateu? Nada disso. Pedro era muito bagunceiro e vivia na sala do diretor. Aprontava todas e ainda contava com o beneplácito das outras crianças. Ele mesmo admite que, de forma inconsciente, estava se preparando para o que viria depois. Pensava que deveria aproveitar enquanto pudesse. Quando não pudesse mais caminhar, teria, pelo menos, boas lembranças das travessuras que já fizera.

Na infância, os puxões de orelha do diretor da escola tinham como causa a bagunça. Na adolescência, o misto de preguiça e malandragem. "Sempre fui meio vagabundo para estudar", confessa ele, sem a menor vergonha. Funcionava assim: língua portuguesa, história e geografia, sem problemas. Já a matemática... Pior, se ficava de recuperação, tirava boas notas na prova final. O fato é que Pedro só estudava as matérias que gostava. Haja sofrimento com as outras. Até as leituras eram reguladas por suas preferências — basicamente livros de aventura e fantasia. Então, lógico, as carreiras que envolviam ler e escrever estavam na sua mira. Será?

Pedro queria mesmo ser jogador de futebol. Explique-se: seu pai foi jogador — chegou a atuar pelo profissional do Operário — e dirigente das federações estaduais de futebol de salão e de vôlei. Portanto, o esporte sempre fez parte de sua vida. E, até os dez anos, quando parou de andar, Pedro trocava fácil os livros pela chuteira. Como todo menino, jogava na linha, gostava de fazer gol. Pena que, na época, havia pouca informação sobre a Distrofia Muscular de Duchenne.

Atualmente, a doença pode ser diagnosticada de forma precoce, o que permite que o paciente inicie rapidamente a medicação, que, se não cura, retarda a degeneração dos músculos. Pedro começou efetivamente a tomar remédios há cerca de 15 anos. "Não tinha estudo, não tinha nada sobre a doença. Hoje, seria diferente. Eu poderia ter levado mais tempo andando, por exemplo", observa. Entretanto, ao perder os movimentos nas pernas, o garoto testemunhou a força do coletivo — em uma lição de vida que deveria ser compartilhada nas escolas. Seus amigos jamais cogitaram excluí-lo das peladas. Pedro virou goleiro. Primeiro, ficava na cadeira de rodas. Depois, achou mais fácil e produtivo ficar sentado embaixo das traves. A garotada sabia que não podia chutar forte e isso nunca foi um problema. É o que chamam

de espírito esportivo, não?
Talvez, Pedro pudesse ter pensado em seguir carreira no esporte paralímpico. Só que, a adolescência estava chegando e outra paixão corria em suas veias: a música. Neto de um seresteiro, filho de uma apaixonada por MPB, o garoto começou a cantar. O espírito de jornalista já dava seus primeiros sinais. Pedro pesquisava tudo sobre as bandas que gostava, decorava as letras, aprendia a interpretar sozinho. O irmão tinha uma banda e ele sempre acompanhava. De cantar para compor foi um pulo. Hoje, tem um portfólio com mais de 20 canções próprias.

Na hora do vestibular, sua primeira opção foi justamente a música. Pedro tomou uma bomba, mas não deixou a tristeza consumi-lo por muito tempo. Partiu para o plano B: jornalismo. Gostava de ler, de escrever e poderia fazer isso tendo a música como foco. Gol de placa. Mesmo ainda um tantinho decepcionado por estar cursando sua segunda opção, Pedro logo, logo, tomou gosto pela comunicação. E em pouco tempo fez a tabelinha entre o jornalismo e a música: começou a trabalhar em uma rádio, falando sobre artistas e canções.

A combinação dessas duas paixões ainda lhe renderia outras vitórias. Pedro escolheu, como tema de seu trabalho de conclusão de curso (TCC), a importância do podcast como ferramenta do jornalismo. Ele acredita que tenha sido um dos primeiros trabalhos acadêmicos a versar sobre essa forma moderna de fazer rádio, que a cada dia está mais popular. Formado, o agora jornalista arrumou emprego na Câmara de Vereadores de Campo Grande, capital do Mato Grosso do Sul, onde a família mora. Cuida das redes sociais do Legislativo municipal. Paralelamente, faz resenhas de filmes e séries para um jornal local. E, é óbvio, conhece todos os grupos musicais da cidade.

Músicas, filmes, séries, esportes... Interesses normais para um rapaz de 30 e poucos anos. E as namoradas? Discretíssimo, Pedro conta que sempre se saiu bem com as garotas, mas não disfarça um certo receio quando confrontado com a ideia de se casar, formar família, com filhos etc. Justo. Medo de relacionamento, todo mundo tem. Pedro, porém, passou anos lidando com a escolha arriscada de ser pai – poderia transmitir a doença aos filhos. Tanto que um dos três livros que escreveu, "A vida com elas" conta, em versos, como seria sua vida com as filhas que sonha em ter: Amélia, Beatriz, Daniela e Sofia.

As meninas nasceram na imaginação do jornalista e vão ficar por lá, enquanto a ciência não garantir que Pedro viverá tempo suficiente para criá-las. Sem essa certeza, ele mantém a família no coração e segue escrevendo. Na pandemia, concluiu seu terceiro livro e converteu alguns poemas em canções. O tempo de confinamento forçado também lhe permitiu interagir, virtualmente, com outros raros. Nessas conversas, Pedro reforça sua convicção de que é privilegiado, já que, desde cedo, teve acesso a informação e tratamento. Se para ele foi difícil, imagine para os menos favorecidos. Vez ou outra, depara-se com indivíduos que não conseguem sequer sentar direito ou fazer fisioterapia. Equipamentos adaptados para usar celular e computador também são poucos e caros. Sem falar na regalia que é ter uma família que o apoia em todos os momentos. Por sinal, eu acredito que há algo mesmo de especial na casa dos Martinez. Há cerca de dois anos, Lucas, o primogênito, descobriu um câncer no intestino e no fígado. Precisou remover parte do órgão. O rapaz, que mora em São Paulo e trabalha com publicidade, não esmoreceu e, apesar do susto, prossegue com os planos de dar um sobrinho ou sobrinha a Pedro. "Minha mãe brinca que, com esses dois filhos, deve ter sido sorteada pelo destino", diz o jornalista.

Há algum tempo, Pedro descobriu que sua distrofia é uma mutação, causada por uma mutação no DNA. Portanto, não foi uma herança familiar; porém, ainda há risco de transmissão se ele tiver filhos. Mais do que pensar no passado, no presente ou no futuro, a informação jogou o jornalista em outro universo. "Do nada, descobri que sou um mutante, tipo um X-Men", diverte-se. E qual é o seu superpoder? "Acho que é deixar as pessoas mais felizes. Quanto mais amigos eu faço, mais coisas boas eu deixo. Nunca fico me perguntando o que eu fiz para merecer isso. A vida é assim. Ponto".

O mundo da fantasia sempre esteve presente em seu cotidiano. Na infância, Pedro tinha um amigo imaginário e criava histórias nas quais os dois eram abduzidos para espalhar amor pelas galáxias. A família desconfiava que podia ser algum tipo de mediunidade, já que há história de experiências espirituais entre os Martinez. Pedro acha graça dessa possibilidade. Para ele, não há dúvida que o amigo imaginário era apenas um elemento de sua paixão por contar histórias principalmente para as pessoas atendidas pela Associação de Doenças Neuromusculares (Adone-MS), entidade que sua mãe preside. "Minha mãe nunca ficou em casa reclamando. Foi à luta", orgulha-se.

Incentivar outras famílias a correrem atrás de diagnóstico e tratamento para seus raros está mesmo no DNA dos Martinez. Pedro lembra o quanto é importante ouvir as histórias de tantos pais e mães e fazê-los entender que ninguém tem culpa por trazer ao mundo uma pessoa rara. Como bom jornalista, defende o poder da informação. "Sem saber do que se trata, fica impossível buscar atendimento e garantir a quem tem Duchenne uma qualidade de vida melhor", diz.

Pedro alcançou o topo da qualidade de vida para pessoas com suas limitações. Não espere que ele jogue a toalha. Embora viva com os pais e contribua pouco para a manutenção da casa, o jornalista tem planos audaciosos para o futuro. Quer morar sozinho e, mais do que isso, sustentar a própria casa. Se a doença progredir, planeja usar o dinheiro da aposentadoria por invalidez para contratar cuidadores. Mas só em caso de não poder trabalhar. E será que Amélia, Beatriz, Sofia e Daniela vão ficar apenas nas páginas de seu livro de poemas? "Ser independente e ter alguém. É por aí", aposta Pedro.

CAPÍTULO 13 - PIETRO

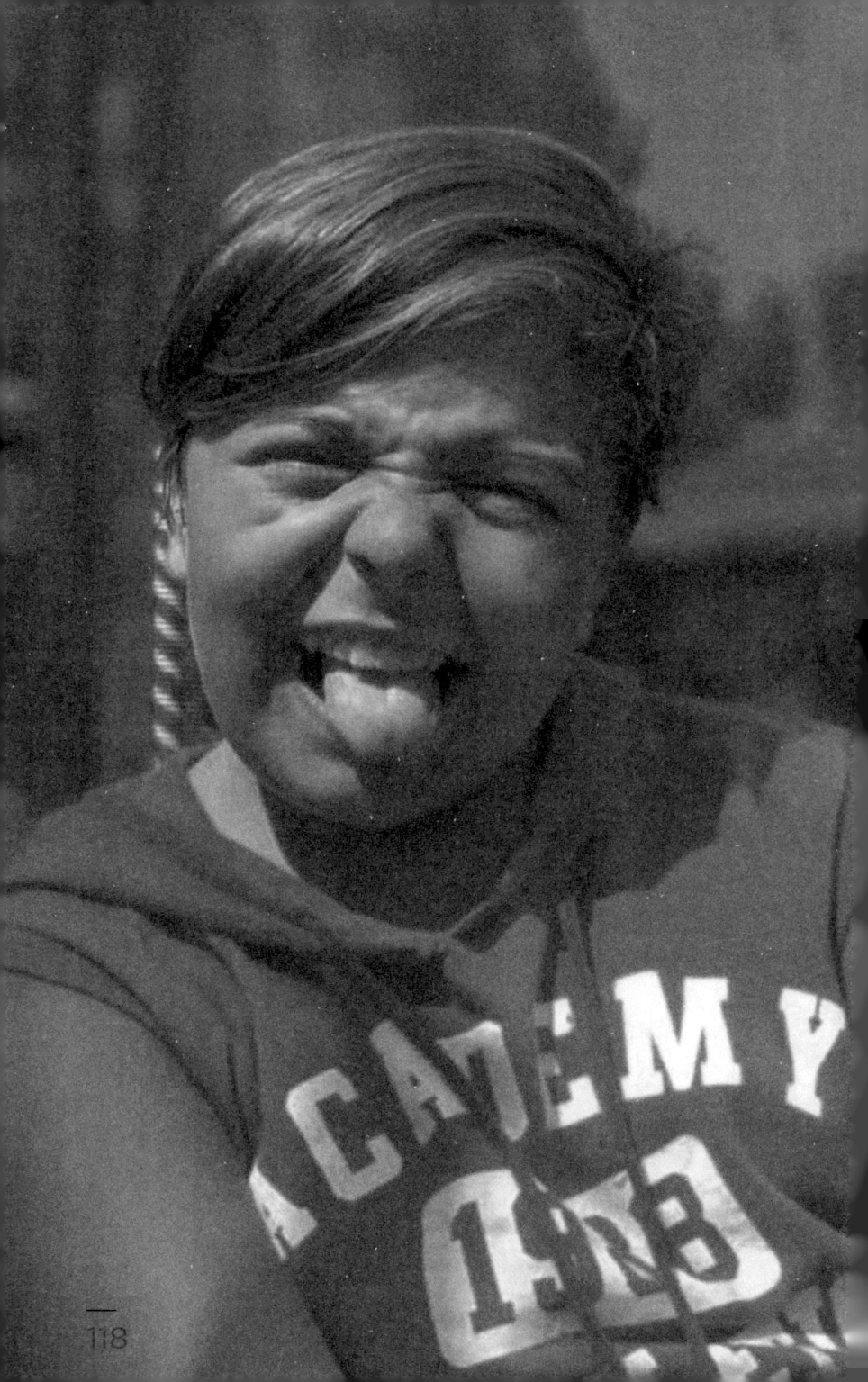

A adolescência não é fácil para ninguém, como todos aprendemos naqueles anos que combinam as mudanças hormonais, as cobranças do amadurecimento, a responsabilidade por escolher uma profissão, os primeiros amores... Mas e para um adolescente raro? Como lidar com tantas novidades e ainda enfrentar terapias, remédios, exames, consultas? Para Pietro Nave Inglese, de 15 anos, estudante do 9º ano do Ensino Fundamental, não faz a menor diferença.

Ele tem raquitismo hipofosfatêmico ligado ao cromossomo X (XLH). Uma doença degenerativa sem cura, de origem genética, que atinge um em cada 20 mil nascidos vivos no Brasil. Sem medicação e fisioterapia, Pietro corre o risco de quebrar ossos por nada. Já teve que fazer uma cirurgia e, vez ou outra, fica meio entediado quando pedem para mostrar a cicatriz. Passa logo.

Se tem algo que o incomoda realmente é o bullying no colégio. "Escola é escola, né?", comenta o garoto, sem tirar o sorriso do rosto. "Todo mundo faz, todo mundo é alvo. É o gordo, o nerd, o baixinho. O povo fica zoando mesmo. Tem que aprender a lidar", filosofa ele que faz tratamento para crescer, porque a baixa estatura é uma das características da doença.

Pietro está chegando àquele momento de escolher uma profissão. Ainda não sabe o que quer fazer. Lógico que, como todo adolescente, se pudesse, trocava a escola pelos jogos no celular, mas a vida segue. É bom aluno e, apesar das dificuldades que a doença lhe impõe, não deixa a peteca cair nos estudos. Desde que se entende por gente, o garoto vai superando limites e, vez ou outra, contrariando os pais. Ele adora dar mortais na cama elástica, apesar do temor da família de ouvir um "crec crec", onomatopeia que ele sempre repete quando quer se referir ao barulho de ossos quebrando. Um risco calculado e do qual ele não abre mão.

Ok, é possível que você, como eu, já esteja encantado com esse adolescente esperto que fala de uma doença rara com a mesma leveza que discorre sobre música ou video games. Pietro é mesmo raro. Alegre e brincalhão, gosta de contar histórias como a de um menino da Venezuela, com a mesma condição. O garoto havia subido no telhado e se recusava a sair. Não tinha medo de cair e se machucar.

Pietro também não tem. Até porque, foi antes de que ele se entendesse por gente que sua família soube que o garoto nascera com raquitismo. O sinal de alerta acendeu quando o menino demorou a andar. Como em muitos casos de doenças raras, os pais ouviram de médicos que o menino não tinha nada e que ele estavam ansiosos e procurando chifre em cabeça de cavalo.

Só que até um ano e meio ele não andava. Os primos, com idades próximas, já caminhavam e até corriam desajeitados.

Pietro, nada. Pesquisa daqui, pesquisa dali, a família resolveu procurar a Santa Casa de São Paulo. Da primeira vez, chegaram às 5 horas, para ter certeza que seriam atendidos. Foi lá que ouviram o diagnóstico. A partir daí, começava uma pesquisa genealógica. Para surpresa geral, a mãe do menino também tem a doença, mas como não desenvolveu as pernas arqueadas, jamais foi diagnosticada. Os problemas dentários frequentes nunca foram associados a qualquer coisa diferente. Já a avó materna. "Meu pai vivia zoando ela. Quando minha avó, já falecida, chegava lá em casa, ele perguntava se ela tinha vindo a cavalo", conta o garoto, destacando a característica física mais marcante do raquitismo: as pernas arqueadas. "Minha avó zoava ele, dizendo que eu era a vingança dela". Os mais velhos talvez se lembrem do que chamavam de raquitismo no tempo de nossos avós: uma doença dos ossos provocada pela desnutrição. Com reposição vitamínica na primeira infância, a criança se desenvolvia sem sequelas. No máximo, ficava com as tais pernas arqueadas. Tratava-se, assim, de um problema relacionado à pobreza. O caso de Pietro, como vimos, é diferente. O que não o impede de estar sempre atualizado sobre pesquisas feitas no mundo todo e de, por meio das redes sociais, conversar com outros jovens na mesma situação. Viva a internet, que permite esse compartilhamento de sentimentos e informações.

No Brasil, há muito poucas pessoas diagnosticadas com a doença de Pietro, que conversam por meio do WhatsApp. Há um grupo só para adultos, outro só para crianças e o de adolescentes, do qual ele faz parte. O garoto participa com entusiasmo e gosta de incentivar as pessoas a procurarem informações e a não desistir, mesmo quando estão sentindo muita dor.

A doença afeta os níveis de alguns elementos químicos no organismo, em especial do fósforo. No começo, o tratamento incluía tomar cerca de 20 comprimidos por dia, alguns com um gosto "ruim de amargar a boca". Os resultados demoravam mais a aparecer e, vez ou outra, deixavam a saúde do garoto instável.

Até que, em 2017, xeretando na web, o pai de Pietro descobriu que, na Espanha, no Canadá e nos Estados Unidos, havia um novo tratamento, com injeções, cuja periodicidade de aplicação variava de acordo com o peso e a idade do paciente. Com a ajuda das redes sociais, a família começou a conversar com pessoas que já estavam usando a droga.

As notícias não podiam ser melhores. A terapia funcionava muito bem e, em muitos casos, impedia que o indivíduo ficasse com as pernas tortas. Os pais de Pietro nem hesitaram e resolveram levá-lo aos Estados Unidos. Nem precisaram. A Agência Nacional de Vigilância Sanitária (Anvisa) liberou o tratamento aqui. O próprio Pietro podia aplicar a injeção, como fazem muitos jovens que usam insulina, por exemplo. Ele já testou em várias partes do corpo e garante que na barriga sente menos a picada da agulha.

A esperança esbarrou em um problema: o alto custo do remédio. Cada dose custa o preço de um carro e Pietro — assim como todos os acometidos desse tipo de raquitismo — precisa tomar a injeção de 15 em 15 dias. Aí, chegamos ao ponto que une as pessoas com doenças raras.

Como sustentar uma terapia milionária? Recorrer à Justiça tem se mostrado um caminho eficaz, embora, nem sempre, as famílias com essas condições conheçam os trâmites para chegar aos tribunais. "Até palestra eu fiz para explicar a importância de os órgãos públicos fornecerem o remédio", lembra ele, que, entre outros lugares, esteve na Assembleia Legislativa de São Paulo conversando com os deputados sobre sua doença rara e sobre o tal tratamento.

Até agora, está funcionando. O estado geral de saúde do garoto melhorou muito. Agulhas não o assustam. Ele admite que tem um lado "meio vampiro", porque adora tirar sangue. Os exames — de sangue e de urina — são frequentes, porque ajudam a conferir os níveis de fósforo no organismo. No caso dele, antes da "injeção mágica", esses níveis sempre ficavam de dois a três pontos abaixo do normal. Com a nova medicação, no dia seguinte à aplicação, o fósforo já estava no índice ideal. "Da primeira vez, eu fiquei muito feliz, por ver que ia dar certo", diz o garoto.

Agora é que ninguém segura mais o Pietro. Com uma boa dose de lábia, ele convenceu os pais a lhe deixarem dirigir um quadriciclo. A próxima etapa é permitir que faça muay thai, como a prima, que "bota a maior pilha". Por enquanto, esporte, só mesmo na piscina. "Os pais adoram botar os filhos na natação", desabafa ele, em um tom entre o divertido e o entediado. "Quando eu reclamei, só me responderam que se eu estivesse no Titanic não me afogaria".

Eu desconfio que ele vai ainda mais longe. O tratamento para crescer fez ele passar de 1,3 metro para 1,4 metro em três meses. O próprio Pietro injeta o medicamento. Cá entre nós: acho que o nosso vampirinho acabará fazendo medicina e jogando basquete. Por enquanto, o tratamento botou a vida de Pietro nos trilhos e ele pode se dedicar apenas aos afazeres de um adolescente.

Estudar, fazer amigos, jogar no celular, postar em redes sociais, namorar. Também adora brincar com Nala, sua cachorra de estimação, e, naturalmente, brigar com o irmão caçula. Entre uma coisa e outra, ele guarda um tempinho para pesquisar sobre sua condição e ver o que os cientistas andam aprontando por aí.

Não que tomar a injeção seja um problema. Só que ele sonha em ter acesso a algum medicamento que resolva o problema de uma vez por todas. A cura definitiva. Como diz um samba antigo, sonhar não custa nada. "Claro que passa pela minha cabeça poder, um dia, tomar um remédio e pronto! Mas não vou ficar triste se não acontecer", garante ele. Até porque Pietro reconhece que, no universo das doenças raras, é um privilegiado. Seus pais tiveram informação e recursos para procurar ajuda quando ele ainda era muito pequeno, o que lhe garantiu mais qualidade de vida. Muitas vezes, o garoto conversa com pessoas que enfrentam sequelas graves ou que sequer foram diagnosticados. Impossível não se comover com situações tão tristes.

É nessas horas que o adolescente reafirma sua admiração pela disposição dos pais em enfrentar a desconfiança generalizada quando diziam que Pietro tinha algum problema. Ele aprendeu que não há nada demais em comparar o desenvolvimento de crianças da mesma idade, como bem fez sua mãe. Quando tiver filhos, também pretende ficar alerta, mesmo sabendo que o XLH não é hereditário.

Falar de garotas é, talvez, o calcanhar de Aquiles de Pietro. Ele fica envergonhado e garante que não tem namorada. Admite, porém, que ficou famoso no colégio por causa da doença e que essa notoriedade serviu para diminuir a zoação geral. Apesar de ter muitos amigos no colégio, o adolescente vai mudar de escola. Como qualquer garoto de sua idade, tem um certo temor de como vai acontecer essa transição.

Não sem motivos. Da primeira vez que trocou de colégio, Pietro sofreu muito bullying. Tinha de 11 para 12 anos e se surpreendeu ao ver como havia pessoas maldosas no mundo. Pessoas da idade dele. A tristeza não durou seis meses. O garoto se impôs, superou a zoação e fez um grupo grande de amigos. "Fazer bullying é um passatempo meio idiota", diz ele. Engraçado é que, foi por meio dessa zoação, que Pietro entendeu sua condição rara.

Como foi diagnosticado muito jovem, a doença sempre esteve em sua vida. Seus pais nunca precisaram sentar com ele e explicar do que se tratava, porque já estava ali quando ele começou a se entender. Ele considera as cirurgias corretivas nas pernas o momento mais difícil, mas, acreditem: ele bem gostou de ficar em casa em recuperação. Sabe por que? A toda hora chegava uma visita com um presentinho, um chocolate.

A família e os amigos paparicavam o doente sem parar. "É tanto doce que parece Halloween", brinca Pietro. "Só não foi melhor porque o médico me proibiu de caçar Pokemon", diz ele, se referindo ao jogo Pokemon Go.

Com a cirurgia, Pietro precisou reaprender a andar. Levou algum tempo. Sempre se lembrava de uma outra paciente de XLH que só podia fazer a correção nas pernas na fase adulta e que sofreu muito mais para voltar a ficar de pé e caminhar. "A gente sempre acha que o nosso problema é pior, né"? Aos 15 anos, o Pietro já entende tudo da vida.

CAPÍTULO 14 - VERÔNICA

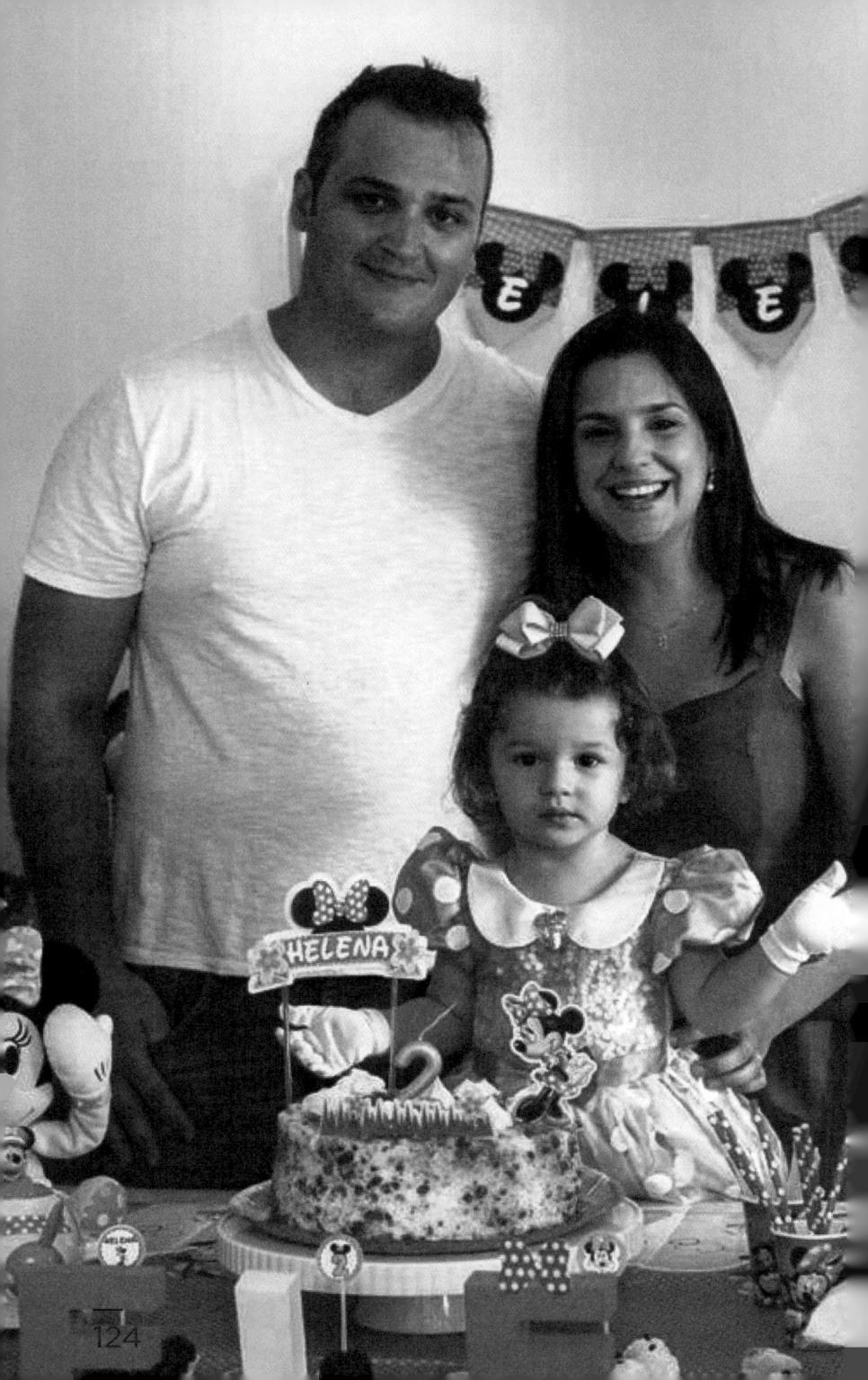

Dez minutos de conversa com a psicóloga Verônica Stasiak Bednarczuk de Oliveira, de 34 anos, deixam qualquer um exausto. Emprego, faculdade, trabalho voluntário, marido, filha, casa... Verônica parece um tratorzinho, capaz de transformar as 24 horas do dia em 48. De onde essa garota tira fôlego para fazer tudo isso? De um pulmão. Ou melhor, um pulmão e um terço do outro.

Por conta da fibrose cística, descoberta em um diagnóstico tardio, Verônica só tem um pulmão inteiro, o esquerdo. Do direito, os médicos conseguiram salvar muito pouco. É preciso respirar fundo para assimilar a informação antes de ouvir a história que essa paranaense não se furta de contar. Não apenas como mais um caso de superação, mas, principalmente, para levar conhecimento e evitar que outras pessoas enfrentem o mesmo drama.

Um drama que começou com Verônica ainda bebê. Seus pais lembram que ela sempre teve muitos problemas de saúde. Pneumonias, então, eram quatro ou cinco por ano, em geral levando à internação. Passar temporadas na UTI também era rotina. A família sabia que havia algo errado, mas especialistas, em especial pneumologistas, não chegaram a um consenso.

Como moravam no interior do Paraná, às vezes, vinham à capital, Curitiba, em busca de um atendimento especializado. Nada. Foi assim entre a infância e a adolescência. Curiosamente, ela não tem memórias traumáticas desse tempo. Sua mãe, Maria Luiza, fazia o possível e o impossível para fortalecer o emocional da jovem quando ela precisava ficar internada. A família e os amigos também ofereciam todo suporte. Até a festa de aniversário no hospital Verônica teve. Mais importante, problemas de saúde à parte, o estudo jamais foi deixado de lado. Verônica fazia questão de se manter em dia com as disciplinas, tanto no Ensino Fundamental quanto no Ensino Médio, e contava com o apoio dos professores, mesmo matriculada em uma escola pública.

Havia um empurrãozinho extra: Maria Luiza, professora de formação, que levava a educação muito a sério. Muitos dos mestres de Verônica tinham sido alunos da mãe da garota e, agora, faziam o possível para ajudá-la. Ela reconhece que, talvez, se morasse em uma cidade maior, a situação teria sido diferente. "Todos se conheciam. Eu recebia muita atenção na escola. E também gostava de estudar", diz ela.

Resultado: aos 17 anos, passou para a universidade. Em julho de 2004, iniciava sua jornada rumo ao diploma de psicologia. Mal sentou nos bancos universitários, arrumou um estágio em uma multinacional. Vez ou outra, a saúde baqueou, em especial com crises respiratórias ou de asma. Nada, porém, que a impedisse de seguir em frente. No segundo ano da faculdade, passou mal no trabalho. De lá, seguiu direto para o hospital. Estava com pneumonia e precisou ser internada. Os médicos avisaram que uma parte do pulmão direito estava necrosada.

A solução era cirúrgica. A garota estava na metade do terceiro período letivo. Não queria trancar a faculdade ou pedir demissão. O médico concordou em marcar a cirurgia para novembro de 2005. Tudo acertado. Ou quase tudo. Por causa do pré-operatório, ela conseguiu ficar na faculdade, mas foi impossível conciliar com o trabalho.

Entre outras medidas, a preparação antes da operação exigia fisioterapia respiratória intensa, todos os dias. Verônica seguiu as recomendações à risca. Perto da cirurgia, a má notícia: uma nova pneumonia. O procedimento foi adiado para dezembro. Os médicos retiraram a parte superior do pulmão direito. A futura psicóloga acreditou que, finalmente, levaria uma vida normal. Estava enganada.

O pós-operatório se mostrou caótico. Ela ficou muito prostrada, vomitava sangue sem parar, surgiram infecções e os exames de sangue indicavam uma proliferação de bactérias. Avaliações para cá e para lá, e os médicos constataram, às vésperas do Ano Novo, que o lobo médio do pulmão direito também estava condenado.

Verônica necessitava fazer outra cirurgia de grande porte. Pediu que a liberassem para passar o réveillon em casa. Conseguiu a autorização. No dia 1º de janeiro, a universitária voltou ao hospital. Desta vez, passando muito mal. O médico, que aproveitava o feriadão no litoral, voltou correndo. O pulmão entrou em colapso. Não havia mais o que fazer para salvá-lo. O calvário não terminaria aí. A futura psicóloga pegou uma infecção. Dez dias de isolamento na UTI e um mês de recuperação em casa.

Acreditem: mesmo sem um pulmão, em março Verônica estava de volta às aulas. Sem perder o bom humor. "Eu não tranquei a faculdade. Sabe aquela pergunta: ah, o que você fez nas férias? Enquanto alguns respondiam que tinham ido para a praia, eu dizia que tinha tirado um pulmão", conta.

Pensando em retrospectiva, 2006 nem foi um ano tão complicado assim na vida de Verônica. Em 2007, ela passou no processo seletivo de uma multinacional americana e foi trabalhar no RH da empresa. Uma jornada insana, mas que ela adorava. Ao longo do ano, algumas pneumonias, mas a jovem não esmorecia. Veio o ano de 2008 e, com ele, a urgência de retirar a vesícula. OK, é um procedimento que milhares de brasileiros fazem todos os anos. Verônica, porém, já estava desconfiada de que o prognóstico dos médicos, quando extraíram seu pulmão direito, ia por água abaixo. A promessa de que ela ficaria melhor nem de longe era verdade. O sucesso no trabalho, de certa forma, compensa a saúde instável e ela permaneceu de pé.

Em julho de 2009, prestes a entrar de férias, Verônica teve uma pneumonia grave. O Brasil passava por um surto de gripe suína e, ao dar entrada no hospital, Verônica achava que contraiu o vírus H1N1. Pensou: "três dias e estou fora daqui". A internação durou 32. Mesmo acamada, ela manteve a rotina de estudos e trabalho. Os médicos deram alta, mas como ela precisava de oxigênio, instalaram equipamentos de home care em sua casa. Desta forma, também se evitava infecções hospitalares. Deu certo. Um mês depois de voltar para casa, Verônica foi ao médico e ele a liberou para retomar as atividades presenciais aos poucos. A consulta aconteceu em uma quarta-feira e ela marcou o retorno ao escritório para sexta-feira. Nesse meio tempo, ela passou mal e precisou recorrer a uma emergência. Às vésperas de completar 23 anos, estava com pancreatite.

    A inflamação no pâncreas detonou uma revolução na vida da psicóloga. O médico que a atendeu, Marlus Moreira, ao ouvir o relato da mãe de Verônica sobre o histórico hospitalar da garota, suspeitou de cara, que se tratava de fibrose cística. Pediu um Teste do Suor. A transpiração dos acometidos pela doença é mais salgada do que o normal. Não deu outra: Verônica tem a chamada doença do beijo salgado. "Foram 23 anos de incertezas e medos. O diagnóstico me deu a esperança de, pelo menos, saber o que fazer", conta Verônica. "Hoje, eu não consigo deixar de pensar nas pessoas que convivem com a doença e não sabem, justamente pela falta de diagnóstico".

    A fibrose cística é uma doença genética, que se manifesta em homens ou mulheres, e que se caracteriza pelo mau funcionamento das glândulas exócrinas, responsáveis pela produção de muco, suor ou enzimas pancreáticas. Resumindo: as secreções normais do organismo são mais viscosas em quem tem essa síndrome. O teste do pezinho, disponível para todos os bebês no Brasil, desde 2001, identifica essa doença rara, que, segundo as estatísticas, atinge um em cada 10 mil nascidos vivos. A fibrose cística é mais comum em descendentes de caucasianos. Verônica tem ascendência polonesa. Em sua árvore genealógica, porém, não há indicativo de outros casos.

    Embora possa atingir diversos órgãos, ou, como se diz cientificamente, trata-se de uma doença multissistêmica, o aparelho respiratório, na maioria das vezes, é a área mais afetada. O muco fica retido nas vias aéreas, um convite à proliferação de bactérias. Pessoas com fibrose cística convivem com bronquite crônica e, sim, com pneumonias de repetição. Ou seja: Verônica poderia ter sido diagnosticada na infância, se algum dos tantos médicos que consultou suspeitasse que fugia ao convencional uma criança registrar tantas pneumonias. Na prática, isso significaria iniciar um tratamento mais cedo.

    Talvez, seu quadro não tivesse se agravado a ponto de chegar a uma bronquiectasia, o alargamento irreversível das vias aéreas que levou a retirada do pulmão. Quem sabe, sem depender do uso continuado de corticoides, ela não lidasse com uma osteopenia, isto é, seus ossos não fossem tão frágeis. Pensando bem, ela ainda teria a vesícula, já que os cálculos se formaram também por causa da medicação. São muitos "se".

Verônica prefere pensar que botou um ponto final no momento em que iniciou o tratamento. Sua doença rara não tem cura, mas é controlada com o tratamento correto. O tratamento exige disposição. Inalação, fisioterapia respiratória, medicamentos variados, suplementos. Estudos indicam que um paciente leva entre duas horas e duas horas e meia diárias para se cuidar.

Há uma outra limitação para as raras: por ser mais espesso, o muco cervical das de mulheres com fibrose cística torna complicada a passagem dos espermatozoides. As chances de engravidar diminuem substancialmente. Entre os homens, a situação é mais dramática. A doença não afeta o desempenho ou a potência sexual, mas 98% são estéreis. E quem disse que Verônica pretendia abrir mão da maternidade?

Primeiro, fizeram contas. A doença surge quando o pai e a mãe têm o gene recessivo. Na família da psicóloga, dos quatro irmãos, só ela é rara. O exame genético de Vinicius, seu marido, indicaria quais as probabilidades de o casal gerar uma criança com fibrose cística. Na ponta do lápis, havia algo em torno de 25% de chance de transmitirem a doença.

Acontece que, independentemente do resultado, o casal já estava convicto de que tentaria um filho biológico antes de partir para um filho de coração. Chegaram a um acordo: nada de testes prévios. Também acertaram que a gravidez pelos meios tradicionais ficaria condicionada ao estado de saúde geral de Verônica. Se houvesse riscos, partiriam para o plano B, fosse a fertilização in vitro, fosse a adoção.

Se há algo que raros aprendem na marra é lidar com a instabilidade de sua saúde, provocada por "n" fatores. Verônica e Vinícius começaram a levar a sério a ideia dos herdeiros em 2013. No ano seguinte, ela descobriu um pré-câncer de colo de útero. Fez uma cirurgia e passou um ano sem poder engravidar, para acompanhar a evolução do problema. Em 2015, veio uma crise de aspergilose broncopulmonar alérgica, uma doença respiratória provocada por fungos, que provocaria outra intercorrência em 2016. No meio do caminho, outra pneumonia grave.

Em consulta com a pneumologista, Verônica soube que, se quisesse engravidar, precisava começar já a melhorar sua condição respiratória. A médica confirmou que havia diversos recursos para manter a gestação — em condições extremas, a psicóloga ficaria de repouso por alguns meses, com oxigênio suplementar. A parte que lhe cabia? Fazer exercícios. Por seu longo histórico médico, Verônica nunca foi uma frequentadora assídua de quadras de esportes ou de academias de ginástica.

Por isso, para os mais chegados, causou espanto quando ela decidiu fazer crossfit. Durante um ano e meio, exercitou-se com vigor e rigor. Os exames deixavam clara a melhora na função pulmonar. Ufa. Algo parecia estar entrando nos eixos. Em outubro de 2017, a pneumologista avaliou que chegara a hora de tentar a gravidez. A bateria prévia de exames mostrou que a aspergilose ainda rondava os pulmões de Verônica. Só medicação resolveria o problema.

Foram quatro meses de expectativa, até que, em fevereiro de 2018, Verônica e Vinícius receberam o sinal verde para prosseguir com o projeto bebê. Em 13 de abril, ao abrir um exame de rotina, a psicóloga descobriu que estava com uma bactéria no pulmão. O tratamento dependia de saber se ela estava grávida ou não. Dois dias depois, o casal abriu o teste de gravidez. Helena estava a caminho.

Para Verônica, até hoje, é difícil descrever a emoção daquele dia. Apesar de todos os percalços, ela jamais deixou de acreditar que, um dia, seria mãe. Por coincidência, naquele 15 de abril, completaram-se cinco da morte da mãe de Vinícius. O casal tratou como um aviso, não como uma simples coincidência. Ela só lembra que, em algum momento, bateu o arrependimento por Vinícius não ter se submetido ao exame genético. "Pensei: 'meu Deus, o que nós fizemos? Mas eu tenho fé e confio na ciência. O que viesse pela frente, iríamos enfrentar'", diz ela.

A confiança na ciência fez da psicóloga uma grávida exemplar. Seguiu com o tratamento e com a atividade física. Trocou apenas o crossfit por esteira, bicicleta e hidroginástica. Nada de enjoos, apenas muito sono. A fibrose cística parecia sob controle, exceto por uma intercorrência pulmonar resolvida com rapidez. Na jornada de Verônica, há poucos momentos em que ela realmente conseguiu relaxar e respirar fundo. Semanas antes da data prevista para o parto, ela sentiu uma pontada nas costas. Foi piorando, piorando, até que, em uma madrugada, ao se levantar para tossir, ouviu um estalo.

A gestação estava na 32ª semana. Verônica quebrou quatro costelas. Cinco dias de internação e a sentença: a psicóloga precisava decidir se prosseguiria ingerindo a medicação fortíssima — que poderia causar dependência em Helena — ou se parava tudo e convivia com a dor até a bebê nascer. Verônica decidiu interromper a medicação. Foi para casa e, pelas próximas seis semanas, sentiu dor 24 horas por dia. Com 35 semanas, começaram as contrações e o casal se preparou para um parto prematuro. Helena, porém, ficou quietinha até o dia 11 de dezembro de 2018, a psicóloga entrou na sala de parto.

Sonho realizado. Não foi parto normal pois os médicos

consideraram que o risco para Verônica e para a bebê era muito alto, por causa da fratura nas costelas. Helena veio ao mundo pelas mãos de seu tio-avô, o tio obstetra de Vinícius. A psicóloga jura que, até hoje, lembra-se do primeiro momento em que viu o rostinho da filha.

Acho que toda mãe, por mais difícil que seja o parto, guarda essa recordação. O casal precisou encarar o teste do pezinho. Quando a enfermeira apareceu para coletar o sangue de Helena, Verônica desabou a chorar. Como o resultado demora 14 dias, a previsão era ficar pronto no Natal. Duas semanas de expectativa. A bebê mamava normalmente, estava ganhando peso. A pediatra e a pneumologista acompanhavam de perto mãe e filha.

Discretamente, Verônica, vez ou outra, lambia a testa de Helena, para checar se o suor era salgado. A ansiedade tomou conta da família. No dia 23, Verônica ligou para o laboratório. Implorou. Impossível. O exame ainda não estava pronto. A previsão, dia 26. O Natal parecia levar uma eternidade. Às oito horas do dia 26, a chefe do laboratório, a pedido do casal, iniciou um mutirão para encontrar o teste de Helena. Nada.

A amiga pediu ao casal que levasse a bebê ao laboratório. Fariam o exame novamente e dariam um jeito de apressar o resultado. Em caso positivo, Helena teria um diagnóstico precoce e já iniciaria o tratamento. Eles se vestiram rapidamente, mas nem precisaram sair de casa. O teste fora cadastrado com o nome de casada de Verônica. E a funcionária a conhecia pelo nome de solteira.

O exame de Helena deu negativo. A família festejou loucamente. A avó de Helena apenas confirmou o que já sabia: a neta era 100% saudável. Não pensem que se trata de palpitologia. Apesar dos 23 anos que levou para conseguir o diagnóstico da filha, Maria Luiza sempre teve certeza que havia algo errado com a psicóloga. E nunca desistiu de buscar uma explicação.

A fonte da estranheza? Como professora da 1ª a 4ª séries, ela lidava com dezenas de crianças. E nenhum de seus alunos ficava doente com tanta frequência. Por isso, sempre que surgia uma possibilidade, a mãe de Verônica levava a garota aos médicos, mesmo que longe da cidadezinha em que moravam. Também foi por iniciativa dela que a psicóloga fez a primeira tomografia de pulmões na vida.

Um episódio bem engraçado, por sinal. Com dores no joelho, Maria Luiza consultou uma rezadeira, que disse a ela para procurar um médico e fazer um exame mais detalhado. O ortopedista pediu uma tomografia. Ela se lembrou que Verônica já fez dezenas de radiografias de pulmão e nem uma tomografia sequer. Na consulta seguinte com o pneumologista, sugeriu o exame. Só omitiu a história da benzedeira, é claro. "Minha mãe sempre fez o possível e o impossível para eu ter o melhor atendimento. Não éramos ricos. Só tive plano de saúde quando minha irmã mais velha se casou: meu cunhado pagava para mim", conta Verônica.

O insight de Maria Luiza em relação ao exame acabaria se revelando fundamental na conversa que ela teve com o médico que diagnosticou fibrose cística. Afinal de contas, ao contar a história da filha e, entre outros detalhes, descrever que a tomografia mostrou uma mancha no pulmão direito, a professora deu uma pista fundamental para ele concluir qual era o problema de Verônica. A avó de Helena diz que a neta é uma esperança. O nascimento dela permite a muitas mulheres raras sonharem com a maternidade, do mesmo modo que outras tantas mães de acometidos de doenças incomuns ganharam a possibilidade de terem netos. Verônica avisa: quer ser avó. E que ninguém duvide dessa guerreira.

Toda a luta da família Stasiak Bednarczuk de Oliveira não caberia no final feliz de um comercial de margarina. Verônica reconhece que, mesmo sem recursos financeiros, teve muitas possibilidades de se tratar e de levar uma vida normal na medida do possível. Até porque, sempre se sentiu incomodada por conhecer outros raros sem as mesmas condições. Conversar com os raros e suas famílias, correr o Brasil realizando palestras, divulgar conhecimento...

Muito pouco. Verônica está fazendo MBA em políticas públicas e direitos sociais na área de saúde. Uma bagagem necessária para incrementar o Unidos pela Vida — Instituto Brasileiro de Atenção à Fibrose Cística, organização não-governamental que ela criou em 2009 e preside desde 2011.

O instituto, eleito uma das 100 melhores ONGs do país em 2018, atua em programas de incentivo à atividade física, à educação e à pesquisa. Trabalha para construir políticas públicas de atendimento e acolhimento aos acometidos pela doença e para divulgar informações sobre a fibrose cística entre os profissionais de saúde, em particular, e entre a população em geral. "A informação é o bem mais valioso que um acometido de doença rara pode ter. Não é possível que, em pleno século XXI, a fibrose cística ainda seja uma das causas mais comuns para a mortalidade infantil", diz ela.

Até porque, a partir do diagnóstico, o tratamento está disponível no Sistema Único de Saúde (SUS). Não há cura, mas, com remédios e terapia, o paciente consegue viver com qualidade. Sem falar que as pesquisas não param e há diversos estudos em andamento sobre novas drogas. "A fibrose cística não me define, mas ela me fez ser quem eu sou. Então, quero aproveitar tudo que tive para ajudar outras pessoas", afirma.

CAPÍTULO 15 - GUSTAVO

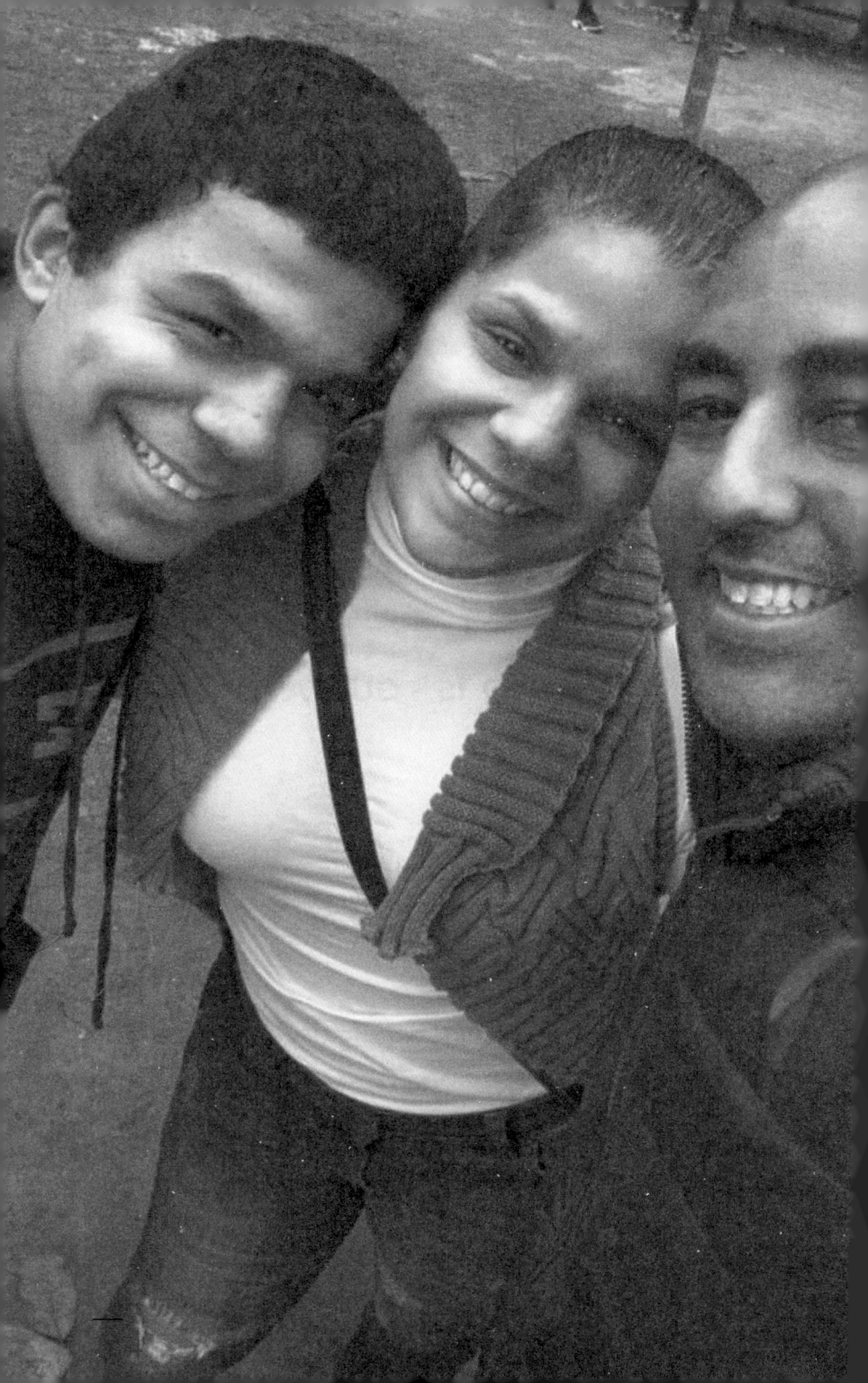

O estudante Gustavo Shimith Brasil de Oliveira, de 17 anos, adora jogar Call of Duty: Warzone, um jogo muito popular entre adolescentes, que reúne até 150 "atiradores" em uma cidade fictícia. Mais de 50 milhões de gamers no mundo todo já fizeram download do jogo. É tiro, porrada e bomba. Só que o garoto tira de letra esse lance de sobreviver em ambiente hostil. Faz isso desde que nasceu, por sinal. Seu adversário é uma doença rara que, a cada ano, afeta dez dos três milhões de brasileiros nascidos vivos.

Gustavo precisou lutar muito para passar da primeira fase no jogo da vida. Veio ao mundo com quase dez meses, de uma gravidez surpreendente: sua mãe, Fabiana, hoje com 37 anos, só descobriu que teria um bebê no quinto mês de gestação. Por mais que fizesse testes de farmácia ou exames de sangue, o resultado sempre dava negativo. "Um dia fui ao meu médico e ele falou: você está grávida. Muito grávida", conta a ex-operadora de caixa que voltou a estudar para se formar em técnica de enfermagem. Como a notícia chegou tarde, Fabiana curtiu pouco a barriga. Mas teve tempo suficiente para fazer o pré-natal e preparar quartinho e enxoval para o herdeiro.

Assim, com toda a calma possível para uma mãe de primeira viagem, ela chegou à maternidade. A etapa que viria a seguir exigiu muita resiliência. Os médicos tentaram induzir o parto normal das 7 às 17 horas. Entupida de remédios para dar à luz, ela não aguentou o tranco. Sua pressão arterial bateu no teto. Em pré-eclâmpsia, foi levada para o centro cirúrgico, onde fizeram uma cesariana de emergência. Parecia que, aos trancos e barrancos, Fabiana passaria de fase. Infelizmente, não. O bebê aspirou líquido amniótico. Os médicos drenaram os pulmões do pequeno Gustavo. Durante o procedimento, o coração dele parou. Foi ressuscitado e levado para a UTI. "Perguntei quanto tempo ele ia ficar lá. A médica me respondeu que nem sabia se ele ia sobreviver".

A primeira etapa de sobrevivência fora do conforto da barriga da mãe estava só começando. A internação durou 26 dias, dos quais 15 intubados. Fabiana teve alta e foi para casa sem o primogênito nos braços. Quem já passou por isso — uma situação corriqueira para muitas famílias raras — entende o quanto é doloroso olhar o quartinho arrumado, as roupinhas dobradas com capricho nas gavetas, os sapatinhos de tricô separados por cores e o bebê não estar ali. A futura técnica de enfermagem resume em poucas palavras: "é a morte".

Acontece que quem está disputando uma vaga no jogo da vida precisa enfrentar a morte de frente. Eis que Gustavo se recuperou, ganhou peso e, finalmente, pode dormir no berço preparado por Fabiana e seu marido, Renato. A primeira batalha foi vencida. O que a família nem desconfiava é que havia uma guerra pela frente. O inimigo se escondia por trás

135

de uma fragilidade respiratória.

Pelo menos duas vezes por mês, Gustavo era internado em um hospital, com problemas respiratórios. Os pais atribuíam aos problemas no parto. "Sempre achei que aquela situação logo após o nascimento fora muito violenta para ele", diz Fabiana. Por isso, qualquer coisa diferente, ficava camuflada por essa justificativa. E, não fossem os problemas respiratórios, não havia mais nada que indicasse algum curto-circuito no organismo do bebê. Gustavo se sentou no tempo certo, andou quando deveria, falou como todas as outras crianças. Fabiana até achava estranho ele não conseguir levantar o braço acima da cabeça, mas, lógico, tudo a ver com algum cansaço oriundo da questão pulmonar.

Como toda família rara, os Oliveira também partiram em busca de explicações. Médicos de todas as especialidades. Consultas, exames. Tudo esbarrava no pulmão. Bronquite, bronquiolite, pneumonia... O garoto vivia em hospitais. Até que um anjo de carne e osso apareceu na frente de Gustavo. Um dia, quando já estava entre quatro e cinco anos, Gustavo precisou de atendimento de emergência. Fabiana, que acabara de ser mãe de Gabriel, seu filho do meio, passou o dia com o primogênito em um hospital de São Paulo. O menino foi medicado para bronquite. Quando seu quadro se estabilizou, os médicos deram alta.

De volta à casa da família, em Guarulhos, Gustavo sentiu-se mal. Perdeu a respiração e começou a ficar roxo. Desfaleceu. Já era de madrugada e os pais optaram por levá-lo a um pronto-socorro público mais próximo. A médica que o recebeu nem deveria estar ali: ela dava plantões diurnos, mas trocara com um amigo e estava atendendo à noite. Após estabilizar o menino, ela deu o diagnóstico.

Gustavo tem síndrome de Hunter, uma mucopolissacaridose do tipo 2. "Foi Deus quem botou a médica no nosso caminho", diz Fabiana. Não uma médica qualquer. Uma especialista em mucopolissacaridose, ou MPS. Naquele momento, ela fez o diagnóstico e já pediu uma série de exames. Há diversos tipos de MPS e era preciso saber qual afetara Gustavo. Isso indicaria, por exemplo, que tipo de sequelas o garoto viria a ter.

Três dias depois, Gustavo fez os exames. Em seis meses, saiu o diagnóstico. Síndrome de Hunter. Trata-se de uma doença genética rara, de prevalência entre os homens que pode causar alterações faciais, aumento do abdômen, do fígado e do baço, alteração da audição e da mobilidade, problemas cardíacos, hérnias e obstrução das vias respiratórias. Eis aí a explicação para os problemas do menino.

Se os profissionais de saúde tivessem mais informação sobre as MPS, talvez o calvário de Gustavo não fosse tão prolongado. Em contrapartida, o diagnóstico aos 5 anos permitiu iniciar o tratamento de imediato e limitar as sequelas.

Cerca de seis meses depois da visita do "anjo", ele começou as infusões, que faz até hoje, uma vez por semana. No universo dos raros, diagnóstico precoce é bênção. Gustavo tem problemas de audição e de mobilidade e já deu sustos por sua condição cardíaca. Fora isso, leva vida normal. "Foi tudo muito rápido. A gente descobriu o problema e ele já veio com a solução", conta Fabiana.

Ao contrário de outras mães raras, a futura técnica de enfermagem jamais desconfiou que havia algo errado com o menino. Anos depois e já com o diagnóstico devidamente assimilado, ela começou a rever os primeiros meses de Gustavo e conseguiu identificar alguns detalhes aqui e ali como a questão da flexibilidade dos membros superiores. "Agora, pediatra algum viu isso também. Eu não tinha parâmetro para comparar e levei algum tempo para encontrar um profissional que entendia do assunto".

Sem falar que, consciente ou inconscientemente, as mães tendem a achar que seus filhos são perfeitos. Fabiana ainda tinha a questão da internação de Gustavo nos primeiros dias de vida para nublar a condição médica de seu primogênito. Com o diagnóstico, ficou mais fácil cuidar de Gabriel, seu segundo filho. Com Gustavo medicado e Gabriel livre da doença, a família respirou fundo. Passou para uma etapa mais serena. Mesmo quando precisavam correr com o mais velho para o hospital, já sabiam qual era sua condição e o que os médicos precisavam fazer para estabilizá-lo.

A tranquilidade não durou muito. Fabiana engravidou de novo. Bateu o desespero. Não queria sequer pensar na hipótese de ser outro garoto, já que a chance de ter a síndrome se multiplicaria. Na primeira ultrassonografia, o médico avisou: menino. Ela chorou, temendo que todo o drama de Gustavo se repetisse. Decidiu fazer um exame ainda na gestação. Mateus estava livre da doença. "Se não era para causar, eu nem saia da barriga da minha mãe", brinca Gustavo, um adolescente bem-humorado que aprendeu, desde pequeno, a não se vitimizar. "Cheguei de improviso, cheguei bagunçando a vida da família", diz ele, com a maior naturalidade.

Fabiana, que foi mãe aos 20 anos, reconhece: o garoto mudou sua vida e ela precisou encontrar forças "sabe Deus onde" para superar as fases mais difíceis. Embora não tenha sequelas aparentes, ele já teve problemas sérios de coração e ainda enfrenta dificuldades locomotoras. Deveria fazer fisioterapia diária, mas a família não encontrou um lugar para atendê-lo. A condição respiratória é o calcanhar de Aquiles do garoto. Tanto que pegou Covid, ficou com o pulmão tomado e precisou ser internado. Um caso grave, mas, atenção: inimigos poderosos não assustam ao adolescente.

Até porque, na infância, ele acreditava que era herdeiro direto do Homem-Aranha. Para amenizar o sacrifício de fazer infusão toda semana — o procedimento pode durar até quatro horas — Fabiana dizia a Gustavo que era um "sorinho" para ele virar o herói. Quando acabava, o menino ficava um tempão fazendo gestos com as mãos para ver se saíam teias. "Um dia, cheguei para a minha mãe e falei que sabia que era mentira a história do Homem-Aranha", conta Gustavo. Hoje, ele prefere o Flash e já pode fazer o tratamento em casa. Apesar de não ser rapidinho como ele gostaria, a infusão assegura que possa frequentar a escola, jogar videogame ou ajudar nas tarefas domésticas.

Mesmo a caminho do terceiro ano do Ensino Médio, Gustavo ainda não escolheu a profissão que quer seguir. As aulas online, para ele, foram um fracasso: o adolescente teve muita dificuldade de acompanhar os estudos. Admite que é difícil prestar atenção no ambiente de uma escola e com tantas atrações em casa. "Video game, série, WhatsApp... É tudo melhor, né?", confessa o garoto. Fabiana, por sua vez, aproveitou a pandemia para estudar e está se formando em técnica de enfermagem. A escolha dispensa apresentações. Ela quer passar adiante o que aprendeu nos cuidados com Gustavo, por considerar que ainda falta muita informação sobre as doenças raras entre os profissionais de saúde.

Fabiana reconhece como privilégio ter obtido um diagnóstico precoce. Lamenta, porém, que essa realidade esteja distante de tantas outras famílias e acredita que é preciso treinar toda a cadeia da saúde para que, em cada equipe, sempre haja um profissional habilitado a, no mínimo, desconfiar da presença de uma doença rara. "Muitas mães percorrem caminhos longos e não chegam a lugar algum", diz Fabiana.

Ela já se acostumou a chegar em hospitais com o Gustavo e, ao relatar sua raridade, o médico correr para a internet em busca de informações sobre a Síndrome de Hunter. Muitas vezes, os profissionais perguntam a ela se esse ou aquele tratamento é adequado, por confiar na experiência que ela adquiriu no atendimento ao garoto e por receio de fazer algo errado.. "Isso é como o poste fazer xixi no cachorro. Não tem sentido algum", observa a mãe.

Melhor dizer, "doutora mãe". Afinal de contas, Fabiana conhece seu paciente número 1 literalmente pela respiração. Se Gustavo altera o ritmo de inspirar e expirar, ela convoca o marido e parte para o hospital. Renato, nem sempre, identifica a mudança, mas aprendeu a confiar na avaliação da mulher. "Se os profissionais de saúde soubessem mais, possivelmente mais raros seriam diagnosticados precocemente e teriam mais qualidade de vida", observa.

O remédio que salva a vida de Gustavo — a síndrome de Hunter não tem cura — é distribuído gratuitamente pelo Sistema Único de Saúde. Nem sempre, porém, Fabiana chega à farmácia de alto custo e está disponível. A tensão sempre perpassa o momento de buscar a medicação. Não foi à toa que ela ficou sem trabalhar ou estudar por anos. A necessidade de dedicação exclusiva ao primogênito lhe custou abdicar de muita coisa. Agora, já pode sonhar em recuperar o tempo perdido.

De um jeito ou de outro, Fabiana nunca abriu mão de interagir com outras famílias raras. Gustavo também fez amizades quando frequentava o Hospital da Criança para o tratamento com infusões. Nos últimos tempos, perdeu três companheiros de batalha. Como sempre falo: por mais que a ciência já ofereça muitas respostas, as doenças raras ainda têm muitas facetas a serem reveladas, em especial no que se refere ao modo como afetam as pessoas e às reações orgânicas tão diferentes às mesmas terapias. "Meu coração dói quando vejo uma família sem diagnóstico ou com um diagnóstico tardio", diz Fabiana. Ela lembra que, apesar de ter uma doença tão rara, Gustavo não enfrenta perdas incapacitantes. A parte cognitiva do garoto foi inteiramente preservada. Defeitos, todos temos. Bem que esse poderia ser o lema da família.

Uma família de garotos, com certeza. Fabiana vive com os três filhos, o marido e um cachorro. Tem três irmãos e o pai. A mãe já morreu. Gustavo que se prepare: a futura técnica de enfermagem quer uma neta, para equilibrar um ambiente tão masculino. Ele, contudo, desconversa quando o assunto é "namorada".

Nada diferente do padrão de adolescente-falando-sobre-namoro-na-frente-da-dona-do-jogo. Lógico que há um componente de timidez também. O que não existe, de forma alguma, é medo de enfrentar o mundo. Fabiana não criou Gustavo para passar humilhação. Ele sabe de suas limitações e tem respostas prontas para quem se arrisca a fazer bullying. Aprendeu que o autodeboche é uma arma poderosa.

Se alguém chega e diz "ah, você é doente", o garoto apenas replica: "sou sim, e daí?" Fim de papo. Nem sempre foi assim. Gustavo já teve depressão por sofrer preconceito em relação à sua raridade. Uma etapa muito complicada que, aos costumes, a "família maluquinha" superou com uma estratégia ousada: assumir os próprios defeitos e não permitir que outros usem essas fragilidades para atacá-los. "Talvez, uma psicóloga ache que a gente não é normal. Mas está dando certo", diz Fabiana, uma firme defensora dessa inusitada terapia caseira para tornar a vida de todos mais leve.

De todos de sua família e de todos que lidam com as doenças raras. No curso de técnico de enfermagem, ela criou um projeto para integrar profissionais da saúde de todos os níveis em torno da divulgação de informações sobre as síndromes pouco comuns, mas que afetam milhares de pessoas, direta ou indiretamente.

"Fico triste quando vejo uma família que não conseguiu chegar ao mesmo ponto que nós. Não dá para ficar de braços cruzados", afirma Fabiana. Está coberta de razão: a observação de um profissional de saúde pode detonar uma investigação clínica e levar a um diagnóstico.

Muitas doenças raras já contam com tratamento disponível no SUS. Ou seja: nesse universo, a informação vale ouro. Fabiana garimpou muito ouro em seus 12 anos de mãe rara e, agora, quer distribuí-lo a outras mulheres. Talvez ela ainda não saiba, mas guarda outro tesouro: a educação inclusiva, resiliente e livre de preconceitos que vem oferecendo a seus três filhos. "Acho que estou criando três meninos bons", aposta ela, com alguma hesitação.

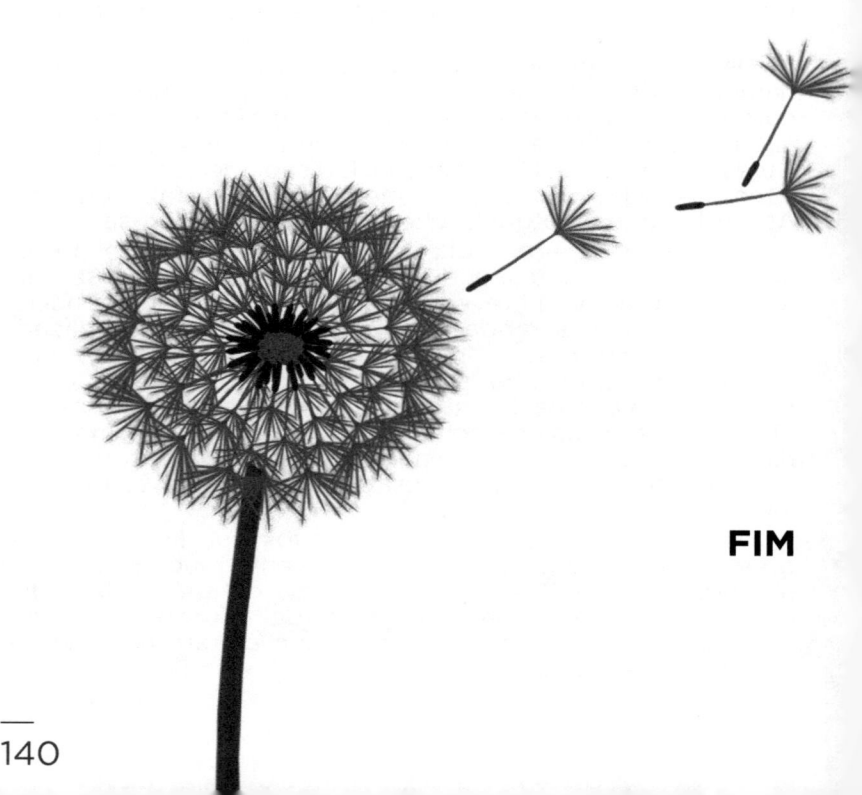

FIM

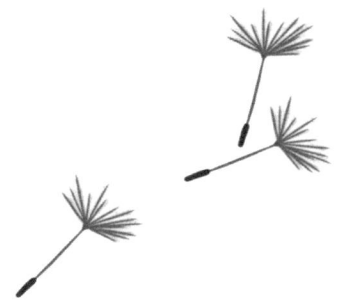

Minha história é apenas uma no meio de tantas que foram contadas no Instituto Vidas Raras. E minha voz, que empresto a este livro, é só uma dentre muitas outras que se elevam todos os dias na luta pelos direitos dos acometidos por doenças raras. Assim, esta obra não é só minha, é coletiva. É resultado da contribuição de muitos pais e mães que têm o mesmo propósito: a defesa dos nossos Raros. Os direitos autorais deste livro foram cedidos ao Instituto Vidas Raras (vidasraras.org.br).

AGRADECIMENTOS

Aos meus Pais, Sebastião e Irene, que me deram a base para conseguir ser forte como hoje sou.

Meus irmãos, que nunca me abandonaram.

Ao Nilton, amor, companheiro de vida e de alma, que nunca largou minha mão.

Ao Niltinho, que me apresentou além da maternidade, a maternidade atípica, além de me guiar e propulsionar a vencer todo o caminho das pedras, mas também me deu um amor que nunca será esquecido ou superado.

Aos meus outros filhos, Dudu e Leonardo, por serem a esperança renovada diariamente em minha vida.

Dedico também a todos os médicos e profissionais de saúde, parlamentares e gestores que me acolheram, muitas vezes me deram seu ombro pra eu chorar e me guiaram para ter certeza que estaria no caminho certo.

À minha equipe maravilhosa, do Instituto Vidas Raras, onde conheci um outro tipo de família, que sem ser de sangue, foram e são amores que ganhei desta vida.

Às famílias que prometi proteger, a dos Raros, que me apoia e me sustenta espiritualmente, que me fez crescer e que diante de todo o meu esforço, me elegeu para ser sua representante na luta por suas vidas e vidas de seus filhos.

À Ivana Moreira, que acreditou em nosso sonho.

E por último, mas mais importante, a Deus, a quem eu sou grata a todo momento e que me sustentou até aqui.

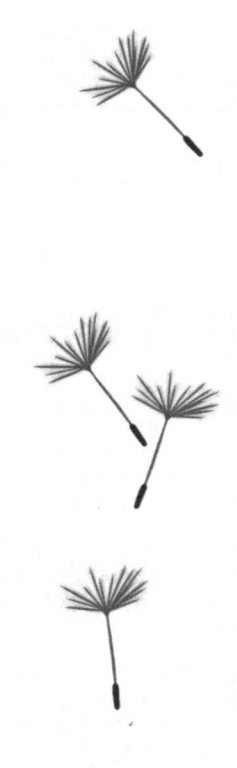

Este livro foi composto com tipologias Chalkduster e Gotham e impresso em papel off set setenta e cinco gramas no quadragésimo oitavo ano da primeira publicação de "Tempo de despertar", do neurologista Oliver Sacks.

São Paulo, março de dois mil e vinte e um.